小儿药证直诀

杨金萍

宋·钱乙　原著

于建芳　点校

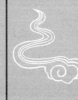

天津出版传媒集团

天津科学技术出版社

U0313631

图书在版编目（CIP）数据

小儿药证直诀 /（宋）钱乙原著；杨金萍，于建芳点
校 . -- 天津：天津科学技术出版社，2000.7（2022.7 重印）
（实用中医古籍丛书）
ISBN 978-7-5308-2818-2

Ⅰ . 小… Ⅱ . ①钱…②杨…③于…Ⅲ . 中医儿
科学 Ⅳ .R27.2

中国版本图书馆 CIP 数据核字（2000）第 21519 号

小儿药证直诀

XIAO'ER YAO ZHENG ZHI JUE

责任编辑：胡艳杰

出　　版： 天津出版传媒集团
　　　　　　天津科学技术出版社
地　　址：天津市西康路 35 号
邮　　编：300051
电　　话：（022）23332695
网　　址：www.tjkjcbs.com.cn
发　　行：新华书店经销
印　　刷：天津印艺通制版印刷股份有限公司

开本 787×1092　1/32　印张 6.125　字数 62 000
2022 年 7 月第 1 版第 4 次印刷
定价：20.00 元

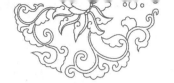

内容提要

《小儿药证直诀》为北宋著名儿科医家钱乙著，宋人阎孝忠收集整理。钱乙，字仲阳，祖居钱塘，后曾祖钱斌北迁至郓，始为郓（今山东东平县汶上）人。少从吕氏学医，早年以《颅囟方》名著于山东，曾被授予翰林医学、太医丞。著《伤寒论指微》五卷，《婴孺论》百篇，除《小儿药证直诀》存世外，余已亡佚。

《小儿药证直诀》三卷，上卷"脉证治法"，主论小儿常见病证81条，对小儿的生理病理特点进行了阐述，为后世儿科学的辨证论治及脏腑辨证理论奠立了基础；中卷"记尝所治病二十三证"，乃治病验例；下卷列治小儿病证诸方120余首，其中多有化裁古方所创制的新方，如六味地黄丸、异功散、豆蔻香连丸、小香连丸等，都是流传至今、切实有效之方。本书后又附有"阎氏小儿方论"及"董汲小儿方论"。

　　本书钱氏何时所著不详,现今传世的是阎孝忠整理本,阎本约刊于 1119 年或稍后。本书自刊行后,历代皆有刊刻。本次整理是以清·康熙陈世杰起秀堂影宋刻本为底本,并参考后世多种本子校注而成,目的是为读者提供便利。

点校说明

　　《小儿药证直诀》为北宋著名儿科医家钱乙著,宋人阎孝忠收集整理。钱乙,字仲阳,生卒年不详,大约生于公元1035—1117年,享年82岁。祖居钱塘,曾祖钱斌北迁至郓,始为郓(今山东东平县汶上)人。父颢善针医,但嗜酒喜游,东游海上不归,母早逝,乙幼被姑丈吕氏收养,少从吕氏学医,早年以《颅囟方》名著于山东,曾救治长公主女(宋神宗甥女)泄利将殆及治愈皇子仪国公瘈疭病,被授予翰林医学、太医丞,留住京师,后辞归乡里。

　　钱乙医术精湛,尤精于儿科。指出小儿"五脏六腑,成而未全,全而未壮","脏腑柔弱,易虚易实,易寒易热"的生理病理特点,注重脏腑辨证,并化裁古方,创制新方,其儿科学理论及治验,为后世儿科学的发展,起了深远影响。被誉为"幼科祖"。

钱乙一生著述甚丰,曾著《伤寒论指微》五卷,《婴孺论》百篇,除《小儿药证直诀》存世外,余已亡佚。

《小儿药证直诀》三卷,上卷脉证治法,主论小儿常见病证81条;中卷记尝所治病二十三证,乃病案,其中许多案例是被他医误治后又为钱氏补救得愈者,且常设问答以阐明医理,论理精辟,发人深省;下卷列治小儿病证诸方120余首,其中多化裁古方创制新方,如补肾名方六味地黄丸乃《金匮》肾气丸去桂、附而成,异功散乃四君子汤加陈皮而成,它如豆蔻香连丸、小香连丸、白附子香连丸、升麻葛根汤等,都是流传至今,切实有效之方。本书后又附有"阎氏小儿方论"及"董汲小儿方论"。

此书钱乙著于何时无从察考,现传世的是阎孝忠整理本。阎孝忠与钱乙同为宋人而稍晚之,少时患惊疳、癖瘕等病得钱氏治愈,对钱氏治病耳濡目染。阎氏自北宋大观初(1107—1111 年)初仕后,即开始整理钱氏之书,经数年而成,而后又见别本,则参校互成。阎氏所载刘跂之"钱仲阳传"当为钱氏卒后所作,即 1119 年,则此书当成于 1119 年或以后。此书刊后,历代皆有流传。本次整理,以清·康熙陈世杰起秀堂影宋刻本为底本,此本字大行疏,每半页 8 行,每行 16 字,左右文武栏,写刻精美,颇具宋刻之风,且卷帙完备,谬误较少,有很高的文献价值。对校本以清·周学海《周氏医学丛书》中《小儿药证直诀》(简称周学海本)为主校本,此本合参陈世杰起秀堂本与清代武英殿聚珍本而成,以明·薛己《薛氏医案》中《校注钱氏小儿药证直诀》(简称薛己校注本)、1991年人民卫生出版社点校本(简称1991年人卫本)为参校本。他校则参考宋·刘昉《幼幼新书》(简称《新书》)明抄本、朝鲜金礼蒙《医方类聚》(简称《类聚》)1982年人卫本。

本书的整理,主要采用了以下方法。

一、采用简体横排,并以现代标点符号对原书进行重新句读。

二、原书无《小儿药证直诀》之阎孝忠序,据周学海本阎序补。

三、原书"钱仲阳传"在卷首,但"阎氏小儿方论"阎氏自序云:"并以仲阳传附卷末"与此不符,今仍其旧,将"钱仲阳传"置于卷首。

四、原书"董氏小儿斑疹备急方论"部分无目录,此次据正文补入目录。

五、原书目录与正文不一致处,当互相补正,不出校。

六、原书"卷中"无"王附马子"案，但此段文字见于《幼幼新书》及《医方类聚》，故依此二书补入，并出校。

七、对书中的生僻字词进行注释。

八、凡底本中明显的错字及俗字，迳改，不出校。凡底本中确系误脱衍倒者，予以改正，并出校说明其证据。凡底本与校本互异，而难以判定是非者，不改动原文，只出校说明某校本作某，或提出某种倾向性意见。若显系校本错误者，不出校。

九、通假字，如"已"作"以上"用时，皆以"以"律齐，"人"作"瞳仁"用时，以"仁"律齐，"圆"作"药丸"用时，以"丸"律齐，"止"作"只用""只一服"用时，以"只"律齐，不出校。

十、异体字前后律齐，不出校。

十一、方药用法中，凡出现"右同研""右末之""右某某味"等者，"右"皆作"上"，不出校。

十二、书中"使君子"与"史君子"同时出现，以"使君子"律齐，不出校。

由于作者水平有限，谬误之处，望请指正。

杨金萍
一九九九年十月于济南

《小儿药证直诀》原序 ①

　　医之为艺诚难矣,而治小儿为尤难。自六岁以下,黄帝不载其说。始有《颅囟经》,以占寿夭死生之候,则小儿之病。虽黄帝犹难之,其难一也。脉法虽曰八至为和平,十至为有病。然小儿脉微难见,医为持脉,又多惊啼,而不得其审,其难二也。脉既难凭,必资外证,而其骨气未成,形声未正,悲啼喜笑,变态不常,其难三也。问而知之,医之工也,而小儿多未能言,言亦未足取信,其难四也。脏腑柔弱,易虚易实,易寒易热,又所用多犀、珠、龙、麝,医苟难辨,何以已疾? 其难五也。种种隐奥,其难固多,余尝致思于此,又目见庸医妄施方药而救之者,十常四五,良可哀也。盖小儿治法,散在诸书,又多出于

---

　　① 原序:原缺,据周学海本、1991 年人卫本阎序补。

I

近世臆说，汗漫难据，求其要妙，岂易得哉！太医丞钱乙，字仲阳，汶上人。其治小儿，该括古今，又多自得，著名于时，其法简当精审，如指诸掌。先子治平中登第，调须城尉识之。余五六岁时，病惊疳、癖瘕，屡至危殆，皆仲阳拯之，良愈。是时仲阳年尚少，不肯轻传其书，余家所传者，才十余方耳。大观初，余筮仕汝海，而仲阳老矣，于亲旧间，始得说证数十条。后六年，又得杂方，盖晚年所得益妙。比于京师，复见别本。然旋著旋传，皆杂乱。初无纪律，互有得失，因得参校焉。其先后则次之，重复则削之，讹谬则正之，俚语则易之。上卷脉证治法，中卷记尝所治病，下卷诸方，而书以全。于是古今治小儿之法，不可以加矣。余念博爱者，仁者之用心，幼幼者，圣人之遗训，此惠可不广耶。将传之好事者，使幼者免横夭之苦，老者无哭子之悲，此余之志也。因以明仲阳之术于无穷焉。

宣教郎大梁阎孝忠序

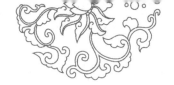

重刻钱氏小儿药证直诀序

《小儿药证直诀》三卷,宋太医丞钱仲阳所著,同时宣教郎阎孝忠所次也。治小儿之难,与仲阳之术之工,阎序详矣。吾兄怀三,精通禁方,而其读书也,必自源达委,深恶近代庸妄论者,悉屏不观。尝论仲景书为医之圣,而仲阳乃幼科祖。然钱非实有缪巧也,盖亦熟张文而神明之者,八味金匮方也,去桂附以治小儿,后世不能难焉。不精二家,不可为医。然其书自元以还,多亡失窜易,既得《玉函经》刻之,而此又求之三十年,近始获焉,手自厘正,还其旧贯,次第开行。《书》曰:若保赤子,心诚求之。儿之在豰 ①,男唯女俞 ②,寒饥

---

① 豰(kòu 扣,又读 gòu):待哺育的雏鸟。此指婴幼儿。如《国语·鲁语上》:"鸟翼豰卵。"韦昭注:"生哺曰豰。"

② 男唯女俞:唯,应诺声。俞,犹言"然",亦为应诺之声。此指男女幼儿依呀学语之声。

I

暖饱之不知，而况遇疾乎？医无师法，又求之不诚甚，惟盛傔①舆，要酬报，仓卒下药，宛转怀负。其卒与哺之以砒而杀之以刃何异！吾兄疗男妇十全八九，而救小儿决死生期，无一失者，而世或未之知也。夫人血气脏腑，虽有幼小壮老之不同，而医逢其源，则审其气候而处方，未有不可通者。专门云者，道常该贯，而用一以名尔。扁鹊过邯郸为带下医，过洛阳为耳目痹医，入咸阳为小儿医，随俗为变，惟其伎之通也。使专而不能该，岂足为良医哉？仲景、仲阳，哀人之札②瘥夭昏，以垂厥书，仁者之功也。吾兄于医，学人异说家殊，书之时，尊信而表章之，抑非古人慈幼之盛心欤！业是者，得而潜心焉，投之所往，其为医也，思过半矣。

己亥三月望日弟汝楫书于射观西塾

---

① 傔（qiàn 欠）：侍从。

② 札：疫疠，亦指遭疫疠而夭折。如《左传·昭公四年》："疠疾不降，民不夭札。"

目　　录

III

① 董氏小儿斑疹备急方论序:自此序至"真珠散"原书目录中无,据正文补。

钱仲阳传 河间刘跂撰

钱乙，字仲阳，上世钱溏人，与吴越王有属，俶纳土，曾祖斌随以北，因家于郓。父颢善针医，然嗜酒喜游。一旦匿姓名，东游海上不复返，乙时三岁。母前亡，父同产姑[1]嫁医吕氏，哀其孤，收养为子。稍长，读书，从吕君问医。吕将殁，乃告以家世，乙号泣请往迹[2]父，凡五六返，乃得所在。又积数岁，乃迎以归，是时乙年三十余。乡人惊叹感概为泣下，多赋诗咏其事。后七年，父以寿终，丧葬如礼。其事吕君犹事父，吕君殁，无嗣，为之收葬行服，嫁其孤女，岁时祭享[3]皆与亲等。乙始以《颅囟方》著山东。元丰中，长公主女有疾，召使视之，有功。奏授翰林医学，

---

① 姑：原缺，据 1991 年人卫本补。

② 迹：追寻踪迹。

③ 享：祭献、上供。

赐绯。明年，皇子仪国公病瘛疭①，国医未能治，长公主朝，因言钱乙起草野，有异能，立召人。进黄土汤而愈。神宗皇帝召见褒谕，且问黄土所以愈疾状。乙对曰：以土胜水，木得其平，则风自止，且诸医所治垂②愈，小臣适当其愈。天子悦其对，擢③太医丞，赐紫衣金鱼。自是戚里贵室，逮士庶之家，愿致之无虚日。其论医，诸老宿莫能持难，俄以病免。哲宗皇帝复召，宿直禁中。久之，复辞疾赐告，遂不复起。乙本有羸疾，性简易嗜酒，疾屡攻，自以意治之辄愈，最后得疾备甚，乃叹曰：此所谓周痹也、周痹入脏者死，吾其已夫。已而曰：吾能移之，使病在末。因自制药日夜饮之，人莫见其方，居亡④何，左手足挛不能用。乃喜曰：可矣。又使所亲登东

---

① 瘛疭（chìzòng 翅粽）：瘛，筋脉拘急而缩。疭，筋脉缓纵而伸。手足交替伸缩，抽动不已。

② 垂：将近，将要。

③ 擢（zhuó 浊）：选拔；提升。

④ 亡：同"无"。

山,视菟丝所生,秉火烛其下,火灭处斸①之,果得茯苓,其大如斗。因以法噉之,阅月而尽。繇②此,虽偏废而气骨坚悍如无疾者,退居里舍,杜门不冠履,坐卧一榻上,时时阅史书杂说,客至酌酒剧谈。意欲之适,则使二仆夫舆之,出没闾巷。人或邀致之,不肯往也。病者日造门,或扶携襁负累累满前。近自邻井,远或百数十里,皆授之药,致谢而去。初长安公主女,病泄利将殆,乙方醉,曰:当发疹而愈。驸马都尉以为不然,怒责之,不对而退。明日疹果出,尉喜以诗谢之。广亲宗室子病,诊之曰:此可无药而愈。顾其幼曰:此儿旦夕暴病惊人。后三日过午,无恙。其家恚曰:幼何疾? 医贪利动人乃如此。明日果发痫甚,急复召乙治之,三日愈。问:何以无疾而知? 曰:火急直视,心与肝俱受邪。过午者,心与肝所用时,当更也。

---

① 斸(zhú):大锄。引伸为挖掘。

② 繇:通"由"。从。

宗室王子,病呕泄,医以药温之加喘。乙曰:病本中热,脾且伤,奈何以刚剂燥之,将不得前后溲。与石膏汤。王与医皆不信。谢罢,乙曰:毋庸复召我。后二日,果来召。适有故,不时往,王疑且怒,使人十数辈趣①之,至曰:固石膏汤证也。竟如言而效,有士人病咳,面青而光,其气哽哽。乙曰:肝乘肺,此逆候。若秋得之可治,今春不可治。其家祈哀,强与之药。明日,曰:吾药再泻肝而不少却,三补肺而益虚,又加唇白,法当三日死,然安谷者过期,不安谷者不及期。今尚能粥,居五日而绝。有妊妇得疾,医言胎且堕。乙曰:娠者,五脏传养,率六旬乃更,诚能候其月偏补之,何必堕?已而子母皆得全。又乳妇因大恐而病,病虽愈,目张不得瞑。人不能晓,以问乙,乙曰:煮郁李酒饮之,使醉则愈。所以然者,目系内连肝胆,恐则气结,胆恒不下,惟郁李去结,随酒入胆,

---

① 趣(cù):催促。

结去胆下，目则能瞑矣。如言而效。一日，过所善翁，闻儿啼，愕曰：何等儿声？翁曰：吾家孪生二男子。乙曰：谨视之，过百日乃可保。翁不怿。居月余，皆毙。乙为方博达，不名一师，所治种种皆通，非但小儿医也。于书无不窥，他人勒勒守古，独度越纵舍，卒与法合，尤邃本草，多识物理，辨正阙误，人或得异药，或持疑事问之，必为言出生本末，物色名貌，退而考之皆中。末年，挛痹浸剧，其嗜酒喜寒食，皆不肯禁。自诊知不可为，召亲戚诀别，易衣待尽，享年八十二，终于家。所著书有：《伤寒论指微》五卷，《婴孺论》百篇。一子早世，二孙今见为医。

刘跂曰：乙非独其医可称也，其笃行似儒，其奇节似侠，术盛行而身隐约，又类夫有道者。数谓余言：曩学六元五运，夜宿东平王冢巅，观气象至逾月不寐。今老且死，事诚有不在书者，肯以三十日暇从我，当相授。余笑谢弗能，是后遂不复言。

呜呼！斯人也，如欲复得之，难哉！没后，余闻其所治验尤众，东州人人能言之。剟其章章者，著之篇。异时史家序方术之士，其将有考焉。

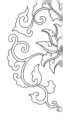

卷上　脉证治法

小儿脉法

脉乱不治[1]。气不和弦急。伤食沉缓。虚惊促急。风浮。冷沉细。

变　蒸

小儿在母腹中，乃生骨气，五脏六腑成而未全。自生之后，即长骨脉，五脏六腑之神智也。变者，易也。《巢源》云：上多变气。又生变蒸者，自内而长，自下而上，又身热。故以生之日后，三十二日一变，变每毕，即情性有异于前。何者？长生腑脏智意故也。何谓三十二日长骨添

---

① 不治：《新书》卷二第十三引本书作小字，以下"气不和""伤食""虚惊""风""冷"俱同。

精神？人有三百六十五①骨，除手足四十五碎骨外，有三百二十数，自生下，骨一日十段，而上之十日百段，三十二日，计三百二十段，为一遍，亦曰一蒸。骨之余气，自②脑分入龈中，作三十二齿，而齿牙有不及三十二数者，由变不足其常也。或二十八日，即至长二十八齿。已下仿此，但不过三十二之数也。凡一周遍，乃发虚热，诸病如是。十周则小蒸毕也。计三百二十日生骨气，乃全而未壮也。故初三十二日一变，生肾③志，六十四日再变，生膀胱，其发耳与骪④冷，肾与膀胱俱主于水，水数一，故先变生之。九十六日三变，生心喜，一百二十八日四变，生小肠，其发汗

---

①　五：原脱，据周学海本、《类聚》卷二百四十一引本书及薛氏校注本补。

②　自：原作"头"，据《新书》卷七第一、《类聚》卷二百四十一引本书改。

③　肾：此下原衍"生"，据《新书》卷七第一、《类聚》卷二百四十一引本书及前后文义删。

④　骪：原作"骹"，据周学海本、1991年人卫本改。

出而微惊。心为火，火数二。一百六十日五变，生肝哭。一百九十二日六变，生胆，其发目不开而赤。肝主木，木数三。二百二十四日七变，生肺声。二百五十六^①日八变，生大肠，其发肤热而汗，或不汗。肺属金，金数四。二百八十八日九变，生脾智。三百二十日十变，生胃，其发不食、肠痛而吐乳。此后，乃齿生，能言知喜怒，故云始全也。太仓云：气人四肢长碎骨，于十变后，六十四日长其经脉，手足受血，故能持物，足立能行也。经云：变且蒸，谓蒸毕而足一岁之日也。师曰：不汗而热者，发其汗，大吐者，微下，不可余治，是以小儿须变蒸。蜕齿者，如花之易苗，所谓不及三十二齿，由变之不及，齿当与变日相合也，年壮而视齿方明^②。

---

① 六：原误作"八"，据周学海本及《新书》卷七第一、《类聚》卷二百四十一引本书及前后文义改。

② 视齿方明：《类聚》卷二百四十一引本书注文曰："视当作蜕，明当作周。"

五脏所主

心主惊,实则叫哭,发热,饮水而摇;虚则卧而悸动不安。

肝主风,实则目直大叫,呵欠,项急,顿闷;虚则咬① 牙,多欠,气热则外生,气温则内生②。

脾主困,实则困睡,身热饮水;虚则吐泻生风。

肺主喘,实则闷乱,喘促,有饮水者,有不饮水者;虚则哽气,长出气。

肾主虚,无实也。惟疮疹,肾实则变黑陷。

更当别虚实证,假如肺病又见肝证,咬牙多呵欠者,易治,肝虚不能胜肺故也。若目直大叫哭,项急顿闷者,难治。盖肺

---

① 咬:原作"前",据周学海本、《类聚》卷二百三十九引本书改。

② 生:"生"下原衍"气",据《新书》卷三第一、《类聚》卷二百三十九引本书及上、下文义删。

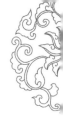

久病则虚冷,肝强实而反胜肺也。视病之新久虚实,虚则补母,实则泻子。

五脏病

肝病,哭叫目直,呵欠顿闷,项急。

心病,多叫哭惊悸,手足动摇,发热饮水。

脾病,困睡泄泻,不思饮食。

肺病,闷乱哽气,长出气,气短喘急。

肾病,无精光畏明,体骨重。

肝外生感风

呵欠顿闷,口中气热,当发散,大青膏主之。若能食,饮水不止,当大黄丸微下之,余不可下。

肝热

手录衣领及乱捻物,泻青丸主之。壮热饮水,喘闷,泻白散主之。

肺　热

手掐眉目鼻面,甘桔汤主之。

肺盛复有风冷

胸满短气,气急喘嗽上气,当先散肺,后发散风冷,散肺泻白散、大青膏主之。肺只伤寒,则不胸满。

肺　虚　热

唇深红色,治之散肺虚热,少服泻白散。

肺　脏　怯

唇白色,当补肺阿胶散主之。若闷乱气粗,喘促哽气者,难治,肺虚损故也。

脾肺病久,则虚而唇白。脾者,肺之母也。母子皆虚,不能相营,故名曰怯。肺主唇白,白而泽者吉,白如枯骨者死。

心　热

视其睡,口中气温,或合面睡,及上窜咬牙,皆心热也,导赤散主之。

心气热,则心胸亦热,欲言不能,而有就冷之意,故合而卧。

心　实

心气实,则气上下行涩,合卧则气不得通,故喜仰卧,则气得上下通也,泻心汤主之。

肾　虚

儿本虚怯,由胎气不成,则神不足。目中白睛多,其颅即解囟开也,面色㿠白,此皆难养,纵长不过八八之数。若恣色欲,多不及四旬而亡。或有因病而致肾虚者,非也。又肾气不足则下窜,盖骨重惟欲坠于下而缩身也。肾水,阴也。肾虚则

畏明,皆宜补肾,地黄丸主之。

面 上 证

左腮为肝,右腮为肺,额上为心,鼻为脾,颏①为肾,赤者热也,随证治之。

目 内 证

赤者,心热,导赤散主之。

淡红者,心虚热,生犀散主之。

青者,肝热,泻青丸主之,浅淡者补之。

黄者,脾热,泻黄散主之。

无精光者,肾虚,地黄丸主之。

肝 病 胜 肺

肝病秋见一作日晡,肝强胜肺,肺怯不能胜肝,当补脾肺。治肝益脾者,母令子实故也。补脾,益黄散,治肝,泻青丸

① 颏(kē):下巴。

主之。

肺 病 胜 肝

肺病春见一作早晨,肺胜肝,当补肾肝,治肺脏。肝怯者,受病也,补肝肾,地黄丸。治肺,泻白散主之。

肝 有 风

目连札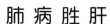①不搐,得心热则搐。治肝,泻青丸。治心,导赤散主之。

肝 有 热

目直视不搐,得心热则搐。治肝,泻青丸。治心,导赤散主之。

肝 有 风 甚

身反折强直不搐,心不受热也,当补肾治肝。补肾,地黄丸。治肝,泻青丸

---

① 札:眨也。

主之。

　　凡病或新或久，皆引肝风，风动而止①于头目，目属肝，风入于目，上下左右如风吹，不轻不重，儿不能任，故目连札也。若热入于目，牵其筋脉，两眦俱紧，不能转视，故目直也。若得心热则搐，以其子母俱有实热，风火相搏故也。治肝，泻青丸。治心，导赤散主之。

惊痫发搐

　　男发搐，目左视无声，右视有声。女发搐，目右视无声，左视有声。相胜故也。更有发时证。

早晨发搐

　　因潮热，寅卯辰时身体壮热上视，手足动摇，口内生热涎，项颈急。此肝旺，当补肾治肝也。补肾地黄丸，治肝泻青丸主之。

　　① 止：周学海本作"上"，义长。

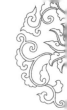

日午发搐

因潮热，巳午未时发搐，心神惊悸，目上视，白睛赤包，牙关紧，口内涎，手足动摇。此心旺也，当补肝治心。治心导赤散、凉惊丸，补肝地黄丸主之。

日晚发搐

因潮热，申酉戌①时不甚搐而喘，目微斜视，身体似热，睡露睛，手足冷，大便淡黄水，是肺旺，当补脾治心肝。补脾益黄散，治肝泻青丸，治心导赤散主之。

夜间发搐

因潮热，亥子丑时不甚搐而卧不稳，身体温壮，目睛紧，斜视，喉中有痰，大便银褐色，乳食不消，多睡不纳津液，当补脾治心。补脾益黄散，治心导赤散、凉惊丸

① 戌：原误作"戍"，据《新书》卷八第六、《类聚》卷二百五十五引本书改。

主之。

伤风后发搐

伤风后得之，口中气出热，呵欠顿闷，手足动摇，当发散，大青膏主之。小儿生本怯者，多此病也。

伤食后发搐

伤食后得之，身体温，多唾多睡，或吐不思食而发搐。当先定搐，搐退白饼子下之，后服安神丸。

百日内发搐

真者，不过三二次必死。假者，发频不为重。真者，内生惊痫。假者，外伤风冷。盖血气未实，不能胜任，乃发搐也。欲知假者，口中气出热也，治之可发散，大青膏主之，及用涂囟、浴体法。

急　惊

因闻大声或大惊而发搐，发过则如故，此无阴也，当下。利惊丸主之。

小儿急惊者，本因热生于心，身热面赤引饮，口中气热，大小便黄赤，剧则搐也。盖热甚则风生，风属肝，此阳盛阴虚也，故利惊丸主之，以除其痰热。不可与巴豆及温药大下之，恐搐，虚热不消也。小儿客痰热于心胃，因闻声非常，则动而惊搐矣。若热极，虽不因闻声及惊，亦自发搐。

慢　惊

因病后或吐泻，脾胃虚损，遍身冷，口鼻气出亦冷，手足时瘈疭，昏睡，睡露睛，此无阳也，栝蒌汤主之。

凡急慢惊，阴阳异证，切宜辨而治之，急惊合凉泻，慢惊合温补。世间俗方多不分别，误小儿甚多。又小儿伤于风冷，病吐泻，医谓脾虚，以温补之，不已，复以凉药治之，又不已。谓之本伤风，医乱攻之，因脾气即虚，内不能散，外不能解，至十余日，其证多睡露睛，身温。风在脾胃，故大便不聚而为泻，当去脾间风，风退则利止，宣风散主之，后用使君子丸补其胃。亦有诸吐利久不差者，脾虚生风，而成慢惊。

五　痫

凡治五痫，皆随脏治之。每脏各有一兽，并五色丸，治小①病也。犬痫，反折上窜，犬叫，肝也。羊痫，目瞪吐舌，羊叫，心也。牛痫，目直视，腹满，牛叫，脾也。鸡痫，惊跳，反折，手纵，鸡叫，肺也。猪痫，如尸吐沫，猪叫。肾也。五痫重者死，病后甚者亦死。

疮疹候

面燥腮赤，目胞亦赤，呵欠顿闷，乍凉

---

① 小：周学海本作"其"，义长。

乍热，咳嗽嚏喷，手足梢冷，夜卧惊悸，多睡，并疮疹证，此天行之病也。惟用温凉药治之，不可妄下及妄攻发。受风冷，五脏各有一证，肝脏水疱，肺脏脓疱，心脏斑，脾脏疹，归肾变黑。惟斑疹，病后或发痫，余疮难发痫矣。木胜脾，木归心故也。若凉惊，用凉惊丸。温惊，用粉红丸。

小儿在胎十月，食五脏血秽，生下则其毒当出，故疮疹之状，皆五脏之液。肝主泪，肺主涕，心主血，脾为裹血。其疮出有五名，肝为水疱，以泪出如水，其色青小。肺为脓疱，以涕稠浊，色白而大。心为斑，主心血，色赤而小，次于水疱。脾为疹，小次斑疮，其主裹血，故色赤黄浅也。涕泪出多，故脓疱、水疱皆大。血营于内，所出不多，故斑疹皆小也。病疮者，涕泪俱少，譬胞中容水，水去则瘦故也。

始发潮热三日以上，热运入皮肤，即发疮疹，而不甚多者，热留肤腠之间故也。潮热随脏出，如早食潮热不已，为水疱之类也。疮疹始出之时，五脏证见，惟肾无候，但见平证，耳①骹凉，耳凉是也。骹耳俱属于肾，其居北方，主冷也。苦疮黑陷而耳骹扳热者，为逆也。若用百祥丸、牛李膏，各三服不愈者，死病也。

凡疮疹若出，辨视轻重。若一发便出尽者，必重也。疮夹疹者，半轻半重也。出稀者轻，里外肥红者轻。外黑里赤者，微重也。外白里黑者，大重也。疮端里黑点如针孔者，势剧也。青干紫陷，昏睡，汗出不止，烦躁热渴，腹胀、啼喘、大小便不通者，困也。

凡疮疹，当乳母慎口，不可令饥及受风冷，必归肾而变黑，难治也。

有大热者，当利小便。有小热者，宜解毒。若黑紫干陷者，百祥丸下之。不黑者，慎勿下。更看时月轻重，大抵疮疹属阳，出则为顺。故春夏病为顺，秋冬病为逆。冬月肾旺，又盛寒，病多归肾变黑。

---

① 耳：《新书》卷十八第一引本书无此字。

又当辨春脓疱、夏黑陷、秋斑子、冬疹子，亦不顺也，虽重病犹十活四五。黑者，无问何时，十难救一。其候或寒战噤牙①，或身黄肿紫，宜急以百祥丸下之。复恶寒不已，身冷出汗，耳骹反热者，死病也。何以然？肾气大旺，脾虚不能治故也。下后身热气温，欲饮水者可治。以脾生胜肾，寒去而温热也。治之宜解毒，不可妄下，妄下则内虚，多归于肾。若能食，而痂头焦起，或未焦而喘实者，可下之。身热烦渴，腹满而喘，大小便涩，面赤，闷乱，大吐，此当利小便。不差者，宣风散下之。若五七日痂不焦，是内发热，热气蒸于皮中，故疮不得焦痂也。宜宣风散导之、用生犀磨汁解之，使热不生，必着痂矣。

疮疹由内相胜也，惟斑疹能作搐。疹为脾所生，脾虚而肝旺乘之，木来胜土，热气相击，动于心神，心喜为热，神气不安，

———————————

①　寒战噤牙：原脱，据周学海本及《新书》卷十八第一、《类聚》卷二百六十三引本书补。

因搐成痫。斑子为心所生，心生热，热则生风，风属于肝，二脏相搏，风火相争，故发搐也。治之当泻心肝，补其母，栝蒌汤主之。

疮黑而忽泻，便脓血，并痂皮者顺。水谷不消者逆。何以然？且疮黑属肾，脾气本强，或旧服补脾药，脾气得实，肾虽用事，脾可制之。今疮入腹为脓血及连痂皮得出，是脾强肾退，即病出而安也。米谷及泻乳不化者，是脾虚不能制肾，故自泄也。此必难治。

伤　风

昏睡，口中气热，呵欠，顿闷，当发散，与大青膏。解不散，有下证，当下，大黄丸主之。大饮水不止而善食者，可微下，余不可下也。

伤风手足冷

脾脏怯也，当和脾，后发散，和脾益黄

散，发散大青膏主之。

伤风自利

脾脏虚怯也，当补脾，益黄散。发散，大青膏主之。未差，调中丸主之。有下证，大黄丸下之，下后服温惊丸。

伤风腹胀

脾脏虚也，当补脾。必不喘后发散，仍补脾也。去胀，塌气丸主之。发散，大青膏主之。

伤风兼脏

兼心则惊悸，兼肺则闷乱喘息，咽气，长出气，嗽。兼肾则畏明。各随补母脏虚见故也。

伤风下后余热

以药下之太过，胃中虚热，饮水无力

也。当生胃中津液，多服白术散。

伤寒疮疹同异

伤寒，男体重面黄，女面赤喘急，憎寒。各口中气热，呵欠，顿闷，项急也。疮疹则腮赤燥，多喷嚏，悸动昏倦，四肢冷。伤寒当发散之，治疮行温平。有大热者，解毒。余见前说。

初生三日内吐泻壮热

不思乳食，大便乳食不消，或白色，是伤食，当下之，后和胃。下用白饼子，和胃用益黄散主之。

初生三日以上至十日吐泻身温凉

不思乳食，大便青白色，乳食不消，此上实下虚也。更有兼见证：肺，睡露睛，喘气。心，惊悸，饮水。脾，困倦，饶①睡。

---

① 饶：多。

肝,呵欠,顿闷。肾,不语,畏明。当泻,见儿兼脏,补脾益黄散主之。此二证多病于秋夏也。

初生下吐

初生下,拭掠儿口中秽恶不尽,咽入喉中,故吐,木瓜丸主之。凡初生,急须拭掠口中令净。若啼声一发,则咽下,多生诸病。

伤风吐泻身温

乍凉乍热,睡多,气粗,大便黄白色,呕吐,乳食不消,时咳嗽,更有五脏兼见证,当煎人脏君臣药[1],化大青膏,后服益黄散。如先曾下,或无下证,慎不可下也。此乃脾肺受寒,不能入脾[2]也。

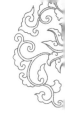

[1] 药:原脱,据周学海本、《类聚》卷二百六十二引本书补。

[2] 脾:周学海本、《类聚》卷二百六十二引本书作"食"。

伤风吐泻身热

多睡能食乳,饮水不止,吐痰,大便黄水,此为胃虚热渴吐泻也。当生胃中津液,以止其渴,止后用发散药。止渴多服白术散,发散大青膏主之。

伤风吐泻身凉

吐沫,泻青白色,闷乱不渴,哕气,长出气,睡露睛,此伤风荏苒①轻怯,因成吐泻,当补脾,后发散。补脾益黄散,发散大青膏主之。此二证多病于春冬也。

风温潮热壮热相似

潮热者,时间②发热,过时即退,来日依时发热,此欲发惊也。壮热者,一向热而不已,甚则发惊痫也。风热者,身热而

---

①　荏苒(rěnǎan):时光渐去。

②　时间:《新书》卷十四第二引本书作"未晚间"。

口中气热，有风证。温壮者，但温而不
热也。

肾怯失音相似

病吐泻及大病后，虽有声而不能言，
又能咽药。此非失音，为肾怯不能上接于
阳故也，当补肾地黄丸主之。失音乃猝
病耳。

黄　相　似

身皮目皆黄者，黄病也。身痛膊背
强，大小便涩，一身尽黄，面目指爪皆黄，
小便如屋尘色，看物皆黄，渴者难治，此黄
疸也。二证多病于大病后。别有一证[①]，
不因病后，身微黄者，胃热也。大人亦同。
又有面黄、腹大、食土、渴者，脾疳也。又
有自生而身黄者，胎疸也。古书云：诸疸
皆热，色深黄者是也。若淡黄兼白者胃

①　证：此下《类聚》卷二百四十六引本书有
"生下百日及半年"七字。

怯，胃不和也。

夏秋吐泻

五月二十五日以后，吐泻身壮热，此热也，小儿脏腑十分中九分热也。或因伤热乳食，吐乳不消，泻深黄色，玉露散主之。

六月十五日以后，吐泻，身温似热，脏腑六分热四分冷也。吐呕，乳食不消，泻黄白色，似渴，或食乳或不食乳。食前少服益黄散，食后多服玉露散。

七月七日以后，吐泻身温凉，三分热，七分冷也。不能食乳，多似睡，闷乱，哽气，长出气，睡露睛，唇白多哕，欲大便，不渴，食前多服益黄散，食后少服玉露散。

八月十五日以后，吐泻身冷，无阳也。不能食乳，干哕，泻青褐水，当补脾益黄散主之，不可下也。

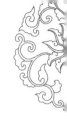

吐　乳

吐乳泻黄，伤热乳也。吐乳泻青，伤冷乳也。皆当下。

虚　羸

脾胃不和，不能食乳，致肌瘦。亦因大病，或吐泻后，脾胃尚弱，不能传化谷气也。有冷者，时时下利，唇口青白。有热者，温壮身热，肌肉微黄，此冷热虚羸也。冷者木香丸主之，夏月不可服。如有证，则少服之。热者胡黄连丸主之，冬月不可服。如有证，则少服之。

咳　嗽

夫嗽者，肺感微寒。八九月间，肺气大旺，病嗽者，其病必实，非久病也。其证面赤、痰盛、身热，法当以葶苈丸下之。若久者，不可下也。十一月十二月嗽者，乃伤风嗽也。风从背脊第三椎肺俞穴入也，当以麻黄汤汗之。有热证面赤，饮水涎热，咽喉不利者，宜兼甘桔汤治之。若五七日间，其证身热痰盛唾粘者，以褊银丸下之。有肺盛者，咳而后喘，面肿，欲饮水。有不饮水者，其身即热，以泻白散泻之。若伤风咳嗽五七日，无热证而但嗽者，亦葶苈丸下之，后用化痰药。有肺虚者，咳而哽气，时时长出气，喉中有声。此久病也，以阿胶散补之。痰盛者，先实脾，后以褊银丸微下之，涎退即补肺。补肺如上法。有嗽而吐水或青绿水者，以百祥丸下之。有嗽而吐痰涎、乳食者，以白饼子下之。有嗽而咯脓血者，乃肺热，食后服甘桔汤。久嗽者，肺亡津液，阿胶散补之。咳而痰实不甚，喘而面赤，时饮水者，可褊银丸下之。治嗽大法：盛即下之，久即补之，更量虚实，以意增损。

诸 疳

疳在内,目肿腹胀,利色无常,或沫青白,渐瘦弱,此冷证也。

疳在外,鼻下赤烂自揉[1],鼻头上有疮不着痂,渐绕耳生疮。治鼻疮烂,兰香散。诸疮,白粉散主之。

肝疳,白膜遮睛,当补肝,地黄丸主之。

心疳,面黄颊赤,身壮热,当补心,安神丸主之。

脾疳,体黄腹大,食泥土,当补脾,益黄散主之。

肾疳,极瘦,身有疮疥,当补肾,地黄丸主之。

筋疳,泻血而瘦,当补肝,地黄丸主之。

肺疳,气喘,口鼻生疮,当补脾肺,益

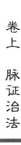

---

① 揉:原无,据《新书》卷二十四第三、《类聚》卷二百五十三引本书补。

黄散主之。

骨疳，喜卧冷地，当补肾，地黄丸主之。

诸疳，皆依本脏补其母，及与治疳药。冷则木香丸，热则胡黄连丸主之。

疳，皆脾胃病，亡津液之所作也。因大病或吐泻后，以药吐下，致脾胃虚弱，亡津液。且小儿病疳，皆愚医之所坏病。假如潮热，是一脏虚一脏实，而内发虚热也。法当补母而泻本脏则愈。假令日中发潮热，是心虚热也。肝为心母，则宜先补肝，肝实而后泻心，心得母气则内平，而潮热愈也。医见潮热，妄谓其实，乃以大黄、牙硝辈诸冷药利之，利既多矣，不能禁约，而津液内亡，即成疳也。又有病癖，其疾发作寒热，饮水，胁下有形硬痛。治癖之法，当渐消磨。医反以巴豆、硇砂辈下之。小儿易虚易实，下之既过，胃中津液耗损，渐令疳瘦。

又有病伤寒五六日间，有下证，以冷

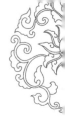

药下之太过，致脾胃津液少，即使引饮不止而生热也。热气内耗，肌肉外消，他邪相干，证变诸端，因亦成疳。

又有吐泻久病，或医妄下之，其虚益甚，津液燥损，亦能成疳。

又有肥疳，即脾疳也。身瘦黄、皮干而有疮疥，有候不一，种种异端。今略举纲纪：目涩或生白膜，唇赤，身黄干或黑，喜卧冷地，或食泥土，身有疮疥，泻青白黄沫水，利色变易，腹满，身耳鼻皆有疮，发鬓作穗，头大项细，极瘦，饮水，皆其证也。

大抵疳病，当辨冷热肥瘦。其初病者，为肥热疳。久病者，为瘦冷疳。冷者木香丸，热者胡①黄丸主之。冷热之疳，尤宜如圣丸。故小儿之脏腑柔弱，不可痛击，大下必亡津液而成疳。凡有可下，量大小虚实而下之，则不至为疳也。初病津液少者，当生胃中津液，白术散主之。惟

---

① 胡：原无，据《新书》卷二十四第三引本书、及目录、卷下"胡黄连丸"补。

多则妙,余见下。

胃气不和

面㿠白无精光,口中气冷,不思食,吐水,当补脾,益黄散主之。

胃　冷　虚

面㿠白色[1]弱,腹痛,不思食,当补脾,益黄散主之。若下利者,调中丸主之。

积　痛

口中气温,面黄白,目无精光,或白睛多,及多睡,畏食,或大便酸臭者,当磨积,宜消积丸。甚者,当白饼子下之,后和胃。

虫　痛　虚实腹痛附

面㿠白,心腹痛,口中沫及清水出,发

---

① 色:此下《类聚》卷二百五十二引本书有"瘦"字。

痛有时，安虫散主之。小儿本怯者多此病。

积痛，食痛，虚痛，大同小异。惟虫痛者，当口淡而沫自出。治之随其证。

虫与痫相似

小儿本怯，故胃虚冷，则虫动而心痛，与痫略相似。但目不斜，手不搐也。安虫散主之。

气 不 和

口频撮①，当调气，益黄散主之。

食 不 消

脾胃冷，故不能消化，当补脾，益黄散主之。

---

① 撮：音韵学上有撮口呼。凡韵头或韵腹是U（或Ч）的韵母叫撮口呼。此处指病形如撮口拘急之状。

腹中有癖

不食，但饮乳是也。当渐用白饼子下之。

小儿病癖，由乳食不消，伏在腹中，乍凉乍热，饮水或喘嗽，与潮热相类，不早治，必成疳。以其有癖，则令儿不食，致脾胃虚而热发，故引饮。水过多，即荡涤肠胃，亡失津液。脾胃不能传化水谷，其脉沉细，益不食，脾胃虚衰，四肢不举，诸邪遂生，鲜不瘦而成疳矣。余见疳门。

虚实腹胀 肿附

腹胀由脾胃虚气攻作也。实者，闷乱，满喘①，可下之，用紫霜丸、白饼子。不喘者，虚也，不可下。若误下，则脾虚气上，附肺而行，肺与脾子母皆虚。肺主目胞、腮之类，脾主四肢，母气虚甚，即目胞

---

① 满喘：《类聚》卷二百四十七引本书作"喘满"。

腮肿也。色黄者，属脾也，治之用塌气丸渐消之。未愈，渐加丸数。不可以丁香、木香、橘皮、豆蔻大温散药治之。何以然？脾虚气未出，腹胀而不喘，可以散药治之，使上下分消其气，则愈也。若虚气已出，附肺而行，即脾胃内弱，每生虚气，入于四肢面目矣。小儿易为虚实，脾虚不受寒温，服寒则生冷，服温则生热，当识此勿误也。胃久虚热，多生疳病，或引饮不止，脾虚不能胜肾，随肺之气上行于四肢若水状，肾气浸浮于肺，即大喘也，此当服塌气丸。病愈后，面未红者，虚衰未复故也。

治腹胀者，譬如行兵战寇于林。寇未出林，以兵攻之，必可获寇。若出林，不可急攻，攻必有失，当以意渐收之，即顺也。

治虚腹胀，先服塌气丸。不愈，腹中有食积、结粪，小便黄，时微喘，脉伏而实，时饮水，能食者，可下之。盖脾初虚而后结有积，所治宜先补脾，后下之，下后又补脾即愈也,补肺恐生虚喘。

喜　汗

厚衣卧而额汗出也,止汗散主之。

盗　汗

睡而自汗出,肌肉虚也,止汗散主之。
遍身汗,香瓜丸主之。

夜　啼

脾脏冷而痛也,当与温中药,及以法
禳①之,花火膏主之。

惊　啼

邪热乘心也,当安心,安神丸主之。

---

① 禳:原作"穰",据周学海本及《类聚》卷二
百六十引本书改。

弄舌

脾脏微热，令舌络微紧，时时舒舌，治之勿用冷药及下之，当少与泻黄散渐服之。亦或饮水，医疑为热，必冷药下之者，非也。饮水者，脾胃虚，津液少也。又加面黄肌瘦，五心烦热，即为疳瘦，宜胡黄连丸辈。大病未已，用药弄舌者凶。

丹瘤

热毒气客于腠理，搏于血气，发于外，皮上赤如丹，当以白玉散涂之。

解颅

年大而囟不合，肾气不成也。长必少笑，更有目白睛多，㿠白色，瘦者，多愁少喜也。余见肾虚。

太阳虚汗

上至头,下至项,不过胸也,不须治之。

胃怯汗

上至项下至脐,此胃虚,当补胃,益黄散主之。

胃啼

小儿筋骨血脉未成,多哭者,至小所有也。

胎肥

生下肌肉厚,遍身血色红,满月以后,渐渐肌瘦,目白睛粉红色,五心热,大便难,时时生涎,浴体法主之。

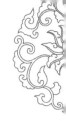

胎 怯

生下面色无精光，肌肉薄，大便白水，身无血色，时时哽气，多哕，目无精彩，当浴体法主之。

胎 热

生下有血气，时叫哭，身壮热，如淡茶色，目赤，大便赤黄，粪稠，急食乳，浴体①法主之。更别父母肥瘦，肥不可生瘦，瘦不可生肥也。

急欲乳不能食

因客风热入儿脐，流入心脾经，即舌厚唇燥，口不能乘乳，当凉心脾。

---

① 体：原缺，据周学海本、《新书》卷十九第一引本书补。

龟背龟胸

肺热胀满，攻于胸膈，即成龟胸。又乳母多食五辛亦成。

儿生下，客风入脊，逐于骨髓，即成龟背。治之以龟尿点节骨。取尿之法：当莲叶安龟在上，后用镜照之，自尿出，以物盛之。

肿　病

肾热传于膀胱，膀胱热盛，逆于脾胃，脾胃虚而不能制肾水，反克土，脾随水行，脾主四肢，故流走而身面皆肿也。若大喘者，重也。何以然？肾大胜而克退脾土，上胜心火，心又胜肺，肺为心克，故喘。或问：心刑肺，肺本见虚，今何喘实？曰：此有二。一者肺大喘，此五脏逆。二者肾水气上行，傍①浸于肺，故令大喘，此皆难治。

---

① 傍：通"旁"。

五脏相胜轻重

肝脏病见秋，木旺，肝强胜肺也，宜补肺泻肝。轻者肝病退，重者唇白而死。

肺病见春，金旺，肺胜肝，当泻肺。轻者肺病退，重者目淡青，必发惊。更有赤者，当搐。为肝怯，当目淡青色也。

心病见冬，火旺，心强胜肾，当补肾治心。轻者病退，重者下窜不语，肾虚怯也。

肾病见夏，水胜火，肾胜心也，当治肾。轻者病退，重者悸动，当搐也。

脾病见四旁，皆仿此治之。顺者易治，逆者难治。脾怯，当面目赤黄，五脏相反，随证治之。

杂　病　证

目赤兼青者，欲发搐。目直而①青，身反折，强直者，生惊。咬牙甚者，发惊。口中吐沫水者，后必虫痛。昏睡，喜嚏，悸

---

①　而：《类聚》卷二百六十六引本书作"面"。

者,将发疮疹。吐泻,昏睡,露睛者,胃虚热。吐泻,昏睡,不露睛者,胃实热。吐泻,乳不化,伤食也,下之。吐沫及痰,或白绿水,皆胃虚冷。吐稠涎及血,皆肺热,久则虚。泻黄红赤黑,皆热,赤亦毒。泻青白,谷不化,胃冷。身热不饮水者,热在外。身热饮水者,热在内。口噤不止则失音,迟声亦同。长大不行,行则脚细。齿久不生,生则不固。发久不生,生则不黑。血虚怯,为冷所乘则唇青。尿深黄色,久则尿血。小便不通,久则胀满,当利小便。洗浴拭脐不干,风入作疮,令儿撮口,甚者是脾虚。吐涎痰热者,下之。吐涎痰冷者,温之。

先发脓疱,后发斑子者,逆。先发脓疱,后发疹子者,顺。先发水疱,后发疹子者,逆。先发脓疱,后发水疱,多者顺,少者逆。先水疱后斑子,多者逆,少者顺。先疹子,后斑子者顺。凡疮疹只出一般者善。

胎实,面红,目黑睛多者,多喜笑。胎怯,面黄,目黑睛少、白睛多者,多哭。

凡病先虚或下之,合下者,先实其母,然后下之。假令肺虚而痰实,此可下。先当益脾,后方泻肺也。

大喜后食乳食,多成惊痫。大哭后食乳食,多成吐泻。心痛吐水者,虫痛。心痛不吐水者,冷心痛。吐水不心痛者,胃冷。

病重,面有五色不常不泽者死。呵欠面赤者,风热。呵欠面青者,惊风。呵欠面黄者,脾虚惊。呵欠多睡者,内热。呵欠气热者,伤风。热证疏利,或解化后无虚证,勿温补,热必随生。

不 治 证

目,赤脉贯瞳仁。胸①肿及陷。鼻干黑。鱼口气急。吐虫不定。泻不定,精神

---

① 胸:周学海本作"囟",义长。

好。大渴不定,止之又渴。吹鼻不喷。病重口干不睡。时气,唇上青黑点。颊深赤,如涂胭脂。鼻开张,喘急不定。

卷中 记尝所治病二十三证①

李寺丞子,三岁,病瘛,自卯至巳,数医不治,后召钱氏视之。瘛目右视,大叫哭。李曰:何以瘛右?钱曰:逆也。李曰:何以逆?曰:男为阳而本发左,女为阴而本发右。若男目左视,发瘛时无声,右视有声。女发时右视无声,左视有声。所以然者,左肝右肺,肝木肺金,男目右视,肺胜肝也,金来刑木,二脏相战,故有声也。治之泻其强而补其弱。心实者,亦当泻之,肺虚不可泻。肺虚之候,闷乱哽气,长出气,此病男反女,故男易治于女也。假令女发瘛目左视,肺之胜肝,又病在秋,即肺兼旺位,肝不能任,故哭叫。当大泻其

---

① 记尝所治病二十三证:原无,据周学海本及目录补。

肺，然后治心续肝。所以俱言目反直视，乃肝主目也。凡搐者，风热相搏于内，风属肝，故引见之于目也。钱用泻肺汤泻之，二日不闷乱，当知肺病退。后下地黄丸补肾，三服后，用泻青丸、凉惊丸各二服。凡用泻心肝药，五日方愈，不妄治也。又言：肺虚不大泻者，何也？曰：设令男目右视，木反克金，肝旺盛肺而但泻肝。若更病在春夏，金气极虚，故当补其肺，慎勿泻也。

广亲宅七太尉，方七岁，潮热数日，欲愈。钱谓其父二大王曰：七使潮热将安，八使预防惊搐。王怒曰：但使七使愈，勿言八使病。钱曰：八使过来日午间，即无苦也。次日午前①，果作急搐。召钱治之，三日而愈。盖预见目直视而腮赤，必肝心俱热，更坐石杌②子，乃欲冷，此热甚

① 午前：此下原衍"午前"，据周学海本、《新书》卷八第六、《类聚》卷二百五十五引本书删。

② 杌：原误作"机"，据《新书》卷八第六引本书改。

也。肌肤素肥盛，脉又急促，故必惊搐。
所言午①时者，自寅至午，皆心肝所用事
时，治之泻心肝补肾，自安矣。

李司户孙病，生百日，发搐三五次。
请众医治，作天钓，或作胎惊、痫，皆无应
者。后钱用大青膏如小豆许，作一服发
之，复与涂囟法封之，及浴法，三日而愈。
何以然？婴儿初生，肌骨嫩怯，被风伤之，
子不能任，故发搐。频发者，轻也。何
者？客风在内，每遇不任即搐。搐稀者，
是内脏发病，不可救也。搐频者，宜散风
冷，故用大青膏，不可多服。盖儿至小，易
虚易实，多即生热，只一服而已。更当封
浴，无不效者。

东都王氏子，吐泻，诸医药②下之至
虚，变慢惊。其候睡露睛，手足瘛疭而身
冷。钱曰：此慢惊也，与栝蒌汤。其子胃

---

① 午：原作"语"，据《类聚》卷二百五十五引
本书及1991年人卫本改。

② 药：此上《类聚》卷二百五十五引本书有
"用"字。

气实，即开目而身温。王疑其子不大小便，令诸医以药利之。医留八正散等，数服不利，而身复冷。令钱氏利小便，钱曰：不当利小便，利之，必身冷。王曰：已身冷矣。因抱出，钱曰：不能食而胃中虚，若利大小便即死。久即脾肾①俱虚，当身冷而闭目，幸胎气实而难衰也。钱用益黄散、使君子丸四服，令微饮食。至日午，果能饮食。所以然者，谓利大小便，脾胃虚寒，当补脾，不可别攻也。后又不语，诸医作失音治之。钱曰：既失音，何②开目而能饮食？又牙不紧③，而口不紧也。诸医不能晓，钱以地黄丸补肾。所以然者，用清药利小便，致脾肾俱虚。今脾已实，肾虚，

---

① 肾：原作"胃"，然据下文"用清药利小便，致脾肾俱虚"之义，当为"肾"，故据文义及《新书》卷九第三、《类聚》卷二百五十五引本书改。

② 何：原无，据《新书》卷九第三、《类聚》卷二百五十五引本书补。

③ 紧：《新书》卷九第三、《类聚》卷二百五十五引本书作"噤"，义长。

故补肾必安。治之半月而能言，一月而痊也。

东都药铺杜氏，有子五岁，自十一月病嗽，至三月未止。始得，嗽而吐痰，乃外风寒，搐①入肺经，今②肺病，嗽而吐痰，风在肺中故也。宜以麻黄辈发散，后用凉药压之即愈。时医以铁粉丸、半夏丸、褊银丸诸法下之，其肺即虚而嗽甚，至春三月间尚未愈。召钱氏视之，其候面青而光，嗽而喘促，哽气，又时长出气。钱曰：痰③困十已八九。所以然者，面青而光，肝气旺也。春三月者，肝之位也，肺衰之时也。嗽者，肺之病。肺之病自十一月至三月，久即虚痿。又曾下之，脾肺子母也，复为肝所胜，此为逆也。故嗽而喘促，哽气，长出气也。钱急与泻青丸泻，后与阿胶散实肺。次日，面青而不光。钱又补肺，而嗽

---

① 搐：通"蓄"。

② 今：《类聚》卷二百四十五引本书作"令"。

③ 痰：《新书》卷十六第一、《类聚》卷二百四十五引本书作"病"。

如前。钱又泻肝，泻肝未已，又加肺虚唇自如练。钱曰：此病必死，不可治也。何者？肝大旺而肺虚绝[①]，肺病不得其时而肝胜之。今三泻肝，而肺[②]病不退。三补肺，而肺证犹虚，此不久生，故言死也。此证病于秋者，十救三四。春夏者，十难救一，果大喘而死。

京东转运使李公，有孙八岁，病嗽而胸满短气。医者言肺经有热，用竹叶汤、牛黄膏，各二服治之，三日加喘。钱曰：此肺气不足，复有寒邪，即使喘满。当补肺脾，勿服凉药。李曰：医已用竹叶汤、牛黄膏。钱曰：何治也？医曰：退热，退涎。钱曰：何热所作？曰：肺经热而生嗽，嗽久不除生涎。钱曰：本虚而风寒所作，何热也？若作肺热，何不治其肺而反调心？盖竹叶汤、牛黄膏治心药也。医有惭色。钱

---

① 绝：原作"热"，据《新书》卷十六第一、《类聚》卷二百四十五引本书改。

② 肺：周学海本及《类聚》卷二百四十五引本书作"肝"，义长。

治愈。

东都张氏孙，九岁，病肺热。他医以犀、珠、龙、麝、生牛黄治之，一月不愈。其证嗽喘，闷乱，饮水不止，全不能食。钱氏用使君子丸、益黄散。张曰：本有热，何以又行温药？他医用凉药攻之，一月尚无效。钱曰：凉药久则寒不能食，小儿虚不能食，当补脾。候饮食如故，即泻肺经，病必愈矣。服补脾药二日，其子欲饮食，钱以泻白散泻其肺，遂愈十分。张曰：何以不虚？钱曰：先实其脾，然后泻肺，故不虚也。

睦亲宫十太尉，病疮疹，众医治之。王曰：疹未出，属何脏腑？一医言胃大热。一医言伤寒不退。一医言在母腹中有毒。钱氏曰：若言胃热，何以乍凉乍热？若言母腹中有毒，发属何脏也？医曰：在脾胃。钱曰：既在脾胃，何以惊悸？医无对。钱曰：夫胎在腹中，月至六七，则已成形，食母秽液入儿五脏。食至十月，满胃脘中。

至生之时，口有不洁，产母以手拭净，则无疾病。俗以黄连汁压之，云下脐粪及涎秽也。此亦母之不洁余气入儿脏中。本先因微寒入而成，疮疹未出，五脏皆见病症。内一脏受秽多者，乃出疮疹。初欲病时，先呵①欠顿闷，惊悸，乍凉乍热，手足冷②，面腮燥赤，咳嗽，时嚏，此五脏证具也。呵欠顿闷，肝也。时发惊悸，心也。乍凉乍热，手足冷，脾也。面目腮颊赤，嗽嚏，肺也。惟肾无候，以在腑下，不能食秽故也。凡疮疹，乃五脏毒。若出归一证，则肝水疱，肺脓疱，心斑，脾疹，惟肾不食毒秽，而无诸证。疮黑者，属肾，由不慎风冷，而不饱，内虚也。又用抱龙丸数服愈。其别无他候，故未发出，则见五脏证；已出，则归一脏也。

① 呵：原作"呼"，据周学海本及《新书》卷十八第一、《类聚》卷二百六十三引本书改。

② 冷：此下原有"痹"字，据《新书》卷十八第一、《类聚》卷二百六十三及下文"乍凉乍热，手足冷"之义删。

四大王宫五太尉，因坠秋千，发惊搐。医以发热药治之，不愈。钱氏曰：本急惊，后生大热，当先退其热。以大黄丸、玉露散、惺惺丸，加以牛黄、龙、麝解之。不愈，至三日，肌肤尚热。钱曰：更二日不愈，必发斑疮，盖热不能出也。他医初用药发散，发散入表，表热即斑生。本初惊时，当用利惊药下之，今发散，乃逆也。后二日，果斑出，以必胜膏治之，七日愈。

睦亲宅一大王，病疮疹。始用一李医，又召钱氏。钱留抱龙丸三服。李以药下之，其疹稠密。钱见大惊，曰：若非转下，则为逆病。王言：李已用药下之。钱曰：疮疹始出，未有他证，不可下也。但当用平和药，频与乳食，不受风冷可也。如疮疹三日不出，或出不快，即微发之。微发不出，即加药。不出，即大发之。如大发后不多，及脉平无证者，即疮本稀，不可更发也。有大热者，当利小便。小热者，当解毒。若出快，勿发，勿下，故只用抱龙丸治之。疮痂若起能食者，大黄丸下一二行即止。今先下一日，疮疹未能出尽而稠密甚，则难治，此误也。纵得安，其病有三：一者疥，二者痈，三者目赤。李不能治，经三日黑陷，复召钱氏，曰：幸不发寒，而病未困也。遂用百祥丸治之，以牛李膏为助①。若黑者，归肾也。肾旺胜脾，土不克水，故脾虚寒战则难治。所用百祥丸者，以泻膀胱之腑。腑若不实，脏自不盛也。何以不泻肾？曰：肾主虚，不受泻。若二服不效，即加寒而死。

皇都徐氏子，三岁，病潮热，每日西则发搐，身微热，而目微邪②反露睛，四肢冷而喘，大便微黄。钱与李医同治，钱问李曰：病何搐也？李曰：有风。何身热微

————————————

① 助：此下《新书》卷十八第一、《类聚》卷二百六十三引本书有"各一大服，至五日间，疮复红活，七日而愈"十六字。

② 邪：《新书》卷十九第六、《类聚》卷二百六十五引本书作"斜"，"邪"通"斜"，然据下文"目斜"、"目微斜"句，用"斜"字义长。

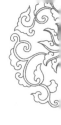

温？曰：四肢所作。何目斜露睛？曰：搐则目斜。何肢冷？曰：冷厥必内热。曰：何喘？曰：搐之甚也。曰：何以治之？曰：嚏惊丸鼻中灌之，必搐止。钱又问曰：既谓风病温壮，搐引目斜露睛，内热肢冷，及搐甚而喘，并以何药治之？李曰：皆此药也。钱曰：不然。搐者，肝实也，故令搐。日西身微热者，肺潮①用事。肺主身温，且热者，为肺虚。所以目微斜露睛者，肝肺相胜也。肢冷者，脾虚也。肺若虚甚，母脾亦弱，木气乘脾，四肢即冷，治之当先②用益黄散、阿胶散，得脾虚证退，后以泻青丸、导赤散、凉惊丸治之，后九日平愈。

朱监簿子，五岁，夜发热，晓即如故。众医有作伤寒者，有作热治者，以凉药解

---

　　① 潮：此下《新书》卷十九第六、《类聚》卷二百六十五引本书有"热"字。

　　② 母脾亦弱……治之当先：此十六字原脱，据《新书》卷十九第六、《类聚》卷二百六十五引本书及1991年人卫本补。

之，不愈。其候多涎而喜睡，他医以铅粉丸下涎，其病益甚。至五日，大引饮。钱氏曰：不可下之。乃取白术散末，煎一两，汁三升①，使任其意，取足服。朱生曰：饮多不作泻否？钱曰：无生水不②能作泻，纵泻不足怪也，但不可下耳。朱生曰：先治何病？钱曰：止泻、治痰、退热、清里③，皆此药也。至晚服尽，钱看之曰：更可服三升。又煎白术散三升，服尽得稍愈。第三日，又服白术散三升，其子不渴无涎。又投阿胶散，二服而愈。

朱监簿子，三岁，忽发热，医曰：此心热。腮赤而唇红，烦躁引饮，遂用牛黄丸三服，以一物泻心汤下之。来日，不愈，反

---

① 煎一两，汁三升：《新书》卷十九第十、《类聚》卷二百六十五引本书作"一两，煎药汁三升"，文义较顺。

② 不：原作"下"，据周学海本及《新书》卷十九第十、《类聚》卷二百六十五引本书改。

③ 里：此上原衍"袖"，据周学海本删。

加无力而不①能食,又②便利黄沫。钱曰:
心经虚,而有留热在内,必被凉药下之致
此,虚劳之病也。钱先用白术散生胃中
津,后以生犀散治之。朱曰:大便黄沫如
何?曰:胃气正,即泻自止,此虚热也。朱
曰:医用泻心汤何如?钱曰:泻心汤者③,
黄连性寒,多服则利,能寒脾胃也。坐久,
众医至曰:实热。钱曰:虚热。若实④热,
何以泻心汤下之不安,而又加面黄颊赤,
五心烦躁,不食而引饮?医曰:既虚热,何
大便黄沫?钱笑曰:便黄沫者,服泻心汤
多故也。钱后与胡黄连丸治愈。

　　张氏三子病,岁大者,汗遍身。次者,
上至顶下至胸。小者,但额有汗。众医以

----

①　不:原脱,据周学海本及《新书》卷十九第
十、《类聚》卷二百六十五引本书补。

②　又:此下《新书》卷二十第一、《类聚》卷二
百六十五引本书有"下之"二字。

③　者:此下《类聚》卷二百六十五引本书有
"黄连一物耳"。

④　实:原作"寒",据《新书》卷二十第一、《类
聚》卷二百四十四引本书改。

麦煎散治之，不效。钱曰：大者与香瓜丸，次者与益黄散，小者与石膏汤。各五日而愈。

广亲宅四大王宫五太尉，病吐泻不止，水谷不化，众医用补药，言用姜汁调服之。六月中服温药，一日益①加喘吐不定。钱曰：当用凉药治之。所以然者，谓伤热在内也，用石膏汤三服并服之。众医皆言：吐泻多，而米谷不化，当补脾，何以用凉药？王信众医，又用丁香散三服。钱后至日：不可服此，三日外，必腹满身热，饮水吐逆。三日外，一如所言。所以然者，谓六月热甚，伏入腹中，而令引饮，热伤脾胃，即大吐泻。他医又行温药，即上焦亦热，故喘而引饮，三日当死。众医不能治，复召钱至宫中。见有热证，以白虎汤三服，更以白饼子下之。一日减药二分，二日三日，又与白虎汤各二服，四日用石膏汤一服，旋合麦门冬、黄芩、脑子、牛

①　益：原作"血"，形近而误，据周学海本改。

黄、天竺黄、茯苓，以朱砂为衣，与五丸，竹叶汤化下，热退而安。

冯承务子，五岁，吐泻，壮热，不思食。钱曰：目中黑睛少而白睛多，面色㿠白，神怯也。黑睛少，肾虚也。黑睛属水，本怯而虚，故多病也。纵长成，必肌肤不壮，不耐寒暑，易虚易实，脾胃亦怯。更不可纵酒欲，若不保养，不过壮年。面上常无精神光泽者，如妇人之失血也。今吐利不食，壮热者，伤食也，不可下，下之虚。入肺则嗽，入心则惊，入脾则泻，入肾则益虚。此但以消积丸磨之，为微有食也。如伤食甚，则可下，不下则成癖也。实食在内，乃可下之。下①毕，补脾必愈。随其虚实者，无不效者。

广亲宫七太尉，七岁，吐泻，是时七月。其证全不食而昏睡，睡觉而闷乱，哕气，干哕，大便或有或无，不渴。众医作惊

① 下：原脱，据《新书》卷二十七第六、《类聚》卷二百四十四引本书补。

治之，疑睡故也。钱曰：先补脾，后退热，与使君子丸补脾，退热，石膏汤。次日，又以水银、硫黄二物下之，生姜水调下一字。钱曰：凡吐泻，五月内，九分下而一分补。八月内，十分补而无一分下。此者是脾虚泻，医妄治之。至于虚损，下之即死，当即补脾，若以使君子丸即缓。钱又留温胃益脾药止之。医者李生曰：何食而哕^①？钱曰：脾虚而不能食，津少即哕逆。曰：何泻青褐水？曰：肠胃至虚，冷极故也。钱治而愈。

黄承务子，二岁，病泻，众医止之十余日，其证便青白，乳物不消，身凉，加哽气、昏睡，医谓病困笃。钱氏先以益脾散三服，补肺散三服，三日身温而不哽气，后以白饼子微下之，与益脾散二服，利止。何以然？利本脾虚伤食，初不与大下，掊^②置十日，上实下虚，脾气弱，引肺亦虚。补

---

① 哕（yuě）：呃逆，干呕。

② 掊：《类聚》卷二百五十引本书作"措"。

脾肺，病退，即身^①温不哽气是也。有所伤食，仍下之也，何不先下后补？曰：便青为下脏冷，先下必大虚，先实脾肺，下之则不虚，而后更补之也。

睦亲宫中十大王病疮疹，云：疮疹始出，未有他证，不可下，但当用平和药，频与饮食，不受风冷可也。如疮疹三日不出，或出不快，即微发之。如疮发后不多出，即加药。加药不出，即大发之。如发后不多及脉平无证，即疮本稀，不可更发也。有大热者，当利小便。小热者，当解毒。若不快，勿发，勿下攻。只用抱龙丸治之。疮疹若起能食者，大黄丸下一二行即止。有大热者，当利小便。有小热者，宜解毒。若黑紫干陷者，百祥丸下之。不黑者，甚勿下。身热烦燥，腹满而喘，大小便涩，面赤闷乱，大吐，此当利小便。不瘥者，宣风散下之也。若五七日痂不焦，是

---

① 身：原无，据《新书》卷二十八第一、《类聚》卷二百五十引本书补。

内发热气蒸于皮中,故疮不得焦痂也。宜宣风散导之,用生犀角磨汁解之,使热不生,必著痂矣。

辛氏女,子[1]五岁,病虫痛。诸医以巴豆、干漆、硇砂之属,治之不效。至五日外,多哭而俯仰,睡卧不安,自按心腹,时大叫,面无正色,或青或黄,或白或黑,目无光而慢,唇白吐沫。至六日,胸高而卧转不安,召钱至。钱祥视之,用芜荑散三服,见目不除青色,大惊曰:此病大困,若更加泻,则为逆矣。至次日,辛见钱曰:夜来三更,果泻。钱于泻盆中看,如药汁,以杖搅之,见有丸药。钱曰:此子肌厚当气实,今证反虚,不可治也。辛曰:何以然?钱曰:脾虚胃冷则虫动,而今反目青,此肝乘脾,又更加泻,知其气极虚也。而丸药随粪下,即脾胃已脱,兼形病不相应,故知死病。后五日昏笃,七日而死。

---

① 子:《新书》卷三十一第一、《类聚》卷二百五十二引本书作"年"字。

段齐郎子，四岁，病嗽，身热吐痰，数日而咯血。前医以桔梗汤及防己丸治之，不愈。涎上攻，吐喘不止，请钱氏。下褊银丸一大服，复以补肺散①、补脾②散治之。或问：段氏子咯血肺虚，何以下之？钱曰：肺虽咯血，有热故也，久则虚痿，今③涎上潮而吐，当下其涎。若不吐涎，则不④甚便。盖吐涎能虚，又生惊也。痰实上攻，亦能发搐，故依法只宜先下痰，而后补脾肺，必涎止而吐愈，为顺治也。若先补其肺，为逆耳⑤。此所谓识病之轻重先后为治也。

① 散：原作"汤"，据《新书》卷三十第一、《类聚》卷二百四十五引本书及1991年人卫本改。

② 脾：原作"肺"，据1991年人卫本改。

③ 今：《类聚》卷二百四十五引本书作"令"，义长。

④ 不：《新书》卷三十第一、《类聚》卷二百四十五引本书作"为"。

⑤ 耳：《新书》卷三十第一、《类聚》卷二百四十五引本书无此字，而有"先下其痰为顺，先下后补为良也"十三字。

郑人齐郎中者，家好收药散施。其子忽脏热，齐自取青金膏，三服并一服饵之。服毕，至三更，泻五行，其子困睡。齐言：子睡多惊①。又与青金膏一服，又泻三行，加口干身热。齐言：尚有微热未尽。又与青金膏。其妻曰：用药十余行未安，莫生他病否？召钱氏至，曰：已成虚羸，先用前②白术散，时时服之，后服香瓜丸。十三日愈。

曹宣德子，三岁，面黄，时发寒热，不欲食而饮水及乳③。众医以为潮热，用牛黄丸、麝香丸不愈，及以止渴干葛散服之，反吐。钱曰：当下白饼子，后补脾。乃以消积丸磨之，此乃癖也。后果愈。何以

① 子睡多惊：《新书》卷二十一第十四、《类聚》卷二百六十五引本书作"睡多亦惊"，义长。

② 用前：《新书》卷二十一第十四、《类聚》卷二百六十五引本书作"多煎"。

③ 乳：此下《新书》卷二十二第三、《类聚》卷二百四十六引本书有"不止"二字，义长。

故？不食但饮水者，食伏于管^①内不能消，致令发寒。服止渴药吐者，以药冲脾^②故也，下之即愈。

王驸马子^③，五岁，病目直视而不食，或言有神祟所使，请巫师祝神烧纸，病不愈。召钱至，曰：脏腑之疾，何用求神？钱与泻肝丸愈。

---

① 管：《类聚》卷二百四十六引本书作"脘"。

② 脾：原无，据《新书》卷二十二第三、《类聚》卷二百四十六引本书补。

③ 王驸马子：此案原无，据《新书》卷十第一、《类聚》卷二百三十九引本书补。

卷　　下

大　青　膏

治小儿热盛生风，欲为惊搐，血气未实，不能胜邪，故发搐也。大小便依度，口中气热，当发之。

天麻末，一钱　白附子末，生，一钱五分　青黛研，一钱　蝎尾去毒，生，末　乌蛇梢肉酒浸，焙干，取末。各一钱　朱砂研，一字匕①　天竺黄研，一字匕②　麝香一字匕③

上同再研细，生蜜和成膏。每服半皂子大，至一皂子大。月中儿，粳米大，同牛黄膏，温薄荷水化一处，服之。五岁以上，

① 一字匕：原缺，据《新书》卷八第三、《类聚》卷二百六十二引本方补。

② 一字匕：原缺，据《新书》卷八第三、《类聚》卷二百六十二引本方补。

③ 麝香一字匕：原缺，据《新书》卷八第三、《类聚》卷二百六十二引本方补。

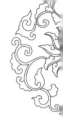

同甘露散服之。

凉惊丸

治惊疳。

草龙胆　防风　青黛各三钱　钩藤二钱
匕　黄连五钱　牛黄　麝香　龙脑各一字匕

上同研①，面糊丸，粟米大。每服三
五丸，金银花②汤下。

粉红丸　又名温惊丸

天南星腊月酿牛胆中百日，阴干，取末四两，别研。
如无③酿者，只取生者④锉，炒熟用　朱砂一钱五分，研

天竺黄一两，研　龙脑半字，别研

坯子胭脂一钱，研，乃染胭脂

----

①　上同研：此三字原缺，据《新书》卷十第一
引本方、1991 年人卫本补。

②　花：《新书》卷十第一、《类聚》卷二百五十
八引本方无此字。

③　无：原脱，据周学海本及《类聚》卷二百五
十八引本方及 1991 年人卫本补。

④　取生者：原无，据《类聚》卷二百五十八引
本方补。

上用牛胆汁和丸,鸡头大。每服一丸,小者半丸,沙糖温水化下。

泻青丸方

治肝热搐搦,脉洪实。

当归去芦头,切,焙,秤　龙胆焙,秤　川芎

山栀子仁　川大黄湿纸裹,煨　羌活　防

风去芦头,切,焙,秤

上件等分为末,炼蜜和丸,鸡头大。每服半丸至一丸,煎竹叶汤,同沙糖温水化下。

地 黄 丸

治肾怯失音,囟开不合,神不足,目中白睛多,面色㿠白等方。

熟地黄炒,八钱①　山萸肉　干山药各四钱　泽泻　牡丹皮　白茯苓去皮。各三钱

上为末,炼蜜丸如梧子大,空心,温水化下三丸。

———————

① 八钱:原无,据周学海本及《新书》卷二十一第二、《类聚》卷二百五十八引本方补。

泻 白 散

又名泻肺散　治小儿肺盛气急,喘嗽。

地骨皮 ①　桑白皮 ②各一两　甘草炙,一钱

上锉散,入粳米一撮,水二小盏,煎七分,食前服。

阿 胶 散　又名补肺散

治小儿肺虚气粗喘促。

阿胶一两五钱,麸炒　黍粘子炒香　甘草炙。各二钱五分　马兜铃五钱,焙　杏仁七个,去皮、尖,炒　糯米一两,炒

上为末。每服一二钱,水一盏,煎至六分,食后温服。

导 赤 散

治小儿心热。视其睡,口中气温,或

----

①　皮:此下《新书》卷十六第三引本方有"洗去土,焙"四字。

②　皮:此下《新书》卷十六第三引本方有"细锉,炒黄"四字。

合面睡，及上窜咬牙，皆心热也。心气热，则心胸亦热，欲言不能，而有就冷之意，故合面睡。

生地黄　甘草生　木通各等分

上同为末。每服三钱，水一盏，入竹叶，同煎至五分，食后温服。一本不用甘草，用黄芩。

益　黄　散

又名补脾散　治脾胃虚弱，及治脾疳，腹大身瘦。

陈皮去白，一两　丁香二钱，一方用木香　诃子炮去核　青皮去白　甘草炙。各五钱

上为末。三岁儿，一钱半，水半盏，煎三分，食前服。

泻　黄　散

又名泻脾散　治脾热弄舌。

藿香叶七钱　山栀子仁一钱　石膏五钱
甘草三两　防风四两，去芦，切，焙

上锉，同蜜酒微炒香，为细末。每服

一钱至二钱，水一盏，煎至五分，温服清汁，无时。

白 术 散

治脾胃久虚，呕吐泄泻，频作不止，精液苦竭，烦渴躁，但欲饮水，乳食不进，羸瘦困劣，因而失治，变成惊痫。不论阴阳虚实，并宜服。

人参二钱五分　白茯苓五钱　白术五钱，炒　藿香叶五钱　木香二钱　甘草一钱　葛根五钱，渴者，加至一两

上咬咀。每服三钱，水煎。热甚发渴，去木香。

涂 囟 法

麝香一字匕　蝎尾去毒，为末，半钱。一作半匙　薄荷叶半字匕　蜈蚣末　牛黄末　青黛末各一字匕

上同研，用熟枣肉剂为膏，新绵上涂匀，贴囟上，四方可出一指许，火上灸手，频熨。百日内外小儿可用此。

浴 体 法

治胎肥、胎热、胎怯。

天麻末二钱　全蝎去毒,为末　朱砂各五钱　乌蛇肉酒浸,焙干

白矾各二钱　麝香一钱　青黛三钱

上同研匀。每用三钱,水三碗,桃枝一握,叶五七枚①,同煎至十沸,温热浴之,勿浴背。

甘 桔 汤

治小儿肺热,手掐眉目鼻面。

桔梗二两　甘草一两

上为粗末。每服二钱,水一盏,煎至七分,去滓,食后温服。加荆芥、防风,名如圣汤。热甚,加羌活、黄芩、升麻。

安 神 丸

治面黄颊赤,身壮热,补心。一治心虚肝热,神思恍惚。

---

① 枚:原作"枝",据《新书》卷八第六引本方及1991年人卫本改。

马牙硝五钱　白茯苓五钱　麦门冬五钱
干山药五钱　龙齿一匙①　寒水石五钱,研
朱砂一两,研　甘草五钱

上末之,炼蜜为丸,鸡头大。每服半
丸,沙糖水化下,无时。

当　归　汤②

治小儿夜啼者,脏寒而腹痛也,面青
手冷,不吮乳者是也。

当归　白芍药　人参各一分　甘草炙,
半分　桔梗　陈皮不去白。各一分

上为细末,水煎半钱③,时时少与服。
又有热痛,亦啼叫不止,夜发面赤唇焦,小
便黄赤,与三黄丸、人参汤下。

泻　心　汤

治小儿心气实,则气上下行涩,合卧

---

①　龙齿一匙:《新书》卷七第七、《类聚》卷二
百五十八引本方作"龙脑一字"。

②　汤:《类聚》卷二百五十八引本方作"散"。

③　钱:《类聚》卷二百五十八引本方作"盏"。

则气不得通，故喜仰卧，则气上下通。川连一两,去须①

上为末。每服五分，临卧取温水化下。

生 犀 散

治目淡红，心虚热。

牛犀二钱,锉末　地骨皮自采佳　赤芍药　柴胡根　干葛锉。各一两　甘草炙,五钱

上为粗末。每服一二钱，水一盏，煎至七分，温服食后。

白 饼 子　又名玉饼子

治壮热。

滑石末一钱　轻粉五钱　半夏末一钱　南星末一钱　巴豆二十四个,去皮、膜,用水一升,煮干,研细

上三味捣罗为末，入巴豆粉，次入轻粉，又研匀，却入余者药末，如法令匀。糯

---

①　一两,去须:原无,据周学海本及《新书》卷十九第七引本方改。

米粉丸，如绿豆大，量小儿虚实用药。三岁以下，每服三丸至五丸，空心，紫苏汤下，忌热物。若三五岁儿，壮实者不以此为，加至二十丸，以利为度。

利 惊 丸

治小儿急惊风

青黛　轻粉各一钱　牵牛末五钱　天竺黄二钱

上为末，白面糊丸，如小豆大，二十丸，薄荷汤下。一法炼蜜丸，如芡实大，一粒化下①。

栝 蒌 汤

治慢惊。

栝蒌根二钱　白甘遂一钱

上用慢火②炒焦黄色，研匀。每服一

① 一粒化下：《新书》卷九第二引本方作"一岁一丸，温薄荷水下，食后服。"

② 火：此下原有"上"字，据周学海本及文义改。

字,煎麝香薄荷汤调下,无时。凡药性虽冷,炒焦用之乃温也。

五 色 丸

治五痫。

朱砂<small>五钱,研</small>　水银<small>一两</small>　雄黄<small>一两</small>　铅<small>三两,同水银煎</small>　真珠末<small>一两。研</small>

上炼蜜丸,如麻子大。每服三四丸,煎[①]金银薄荷汤下。

调 中 丸

人参<small>去芦</small>　白术　干姜<small>炮。各三两</small>　甘草<small>炙,减半</small>

上为细末,丸如绿豆大。每服半丸,至二三十丸,食前温水送下。

塌 气 丸

治虚胀。如腹大者,加萝卜子,名褐丸子。

---

① 煎:原脱,据《新书》卷十一第六引本方及1991年人卫本补。

胡椒一两　蝎尾去毒，五钱

上为细末，面丸粟米大。每服五七九至一二十九，陈米饮下，无时。一方有木香一钱。

木　香　丸

治小儿疳瘦，腹大。

木香　青黛另研　槟榔去皮。各一分麝香另研，一钱五分　续随子去皮，一两　虾蟆三个，烧存性

上为细末，蜜丸绿豆大。每服三五九，至一二十九，薄荷汤下，食前。

胡黄连丸

治肥热疳。

川黄连五钱　胡黄连五钱　朱砂一钱，另研

上以上二物为细末，入朱砂末，都填入猪胆内，用淡浆水煮，以杖于铫子上，用线钓之，勿着底，候一炊久，取出，研入芦荟、麝香各一分，饭和丸，如麻子大。每服

五七九,至二三十九,米饮下,食后。

兰 香 散

治疳气鼻下赤烂。

兰香叶_{菜名,烧灰,二钱}　铜青_{五分}　轻粉_{二字}

上为细末,令匀,看疮大小,干贴之。

白 粉 散

治诸疳疮。

海螵蛸_{三分}　白芨_{三分}　轻粉_{一分}

上为末,先用浆水洗,拭于贴。

消 积 丸

治大便酸臭。

丁香_{九个}　缩砂仁_{二十个}①　乌梅肉_{三个,焙}　巴豆_{二个。去皮、油、心、膜}

上为细末,面糊丸,黍米大。三岁以上三五丸,以下三二丸,温水下,无时。

---

①　二十个:《新书》卷二十二第九、《类聚》卷二百五十引本方作"十二个"。

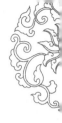

安 虫 散

治小儿虫痛。

胡粉炒黄　槟榔　川楝子去皮、核　鹤虱炒。各二两　白矾干漆炒烟尽,二分　雄黄一分　巴豆霜一分①,铁②器熬

上为细末。每服一字,大者半钱,温米饮调下,痛时服。

紫 霜 丸

治消积聚。

代赭石煅,醋淬七次　赤石脂各一钱　杏仁五十粒,去皮、尖　巴豆三十粒,去皮、膜、心,去油

上先将杏仁、巴霜入乳钵内,细研如膏,却入代赭、石脂末,研匀,以汤浸蒸饼为丸,如粟米大。一岁服五丸,米饮汤下。一二百日内儿,三丸,乳汁下更宜。量其

① 干漆炒烟尽二分,雄黄一分,巴豆霜一分:此十六字《新书》卷三十一第一、《类聚》卷二百五十二引本方无。

② 铁:原误作"铗",据周学海本、《新书》卷三十一第一、《类聚》卷二百五十二引本方改。

虚实加减，微利为度。此药兼治惊痰诸症，虽下不致虚人。

止 汗 散

治太①阳虚汗，上至顶，不过胸也，不须治之。喜汗厚衣，卧而额汗出也，止汗散止之。

蒲扇灰　如无扇，只将故蒲烧灰。

上研细。每服一二钱，温酒调下，无时。

香 瓜 丸②

治遍身汗出。

大黄瓜黄色者，一个，去穰　川大黄湿纸裹，煨至纸焦　胡黄连柴胡去芦　鳖甲醋炙黄　芦荟　黄柏　青皮各等分

上除黄瓜外，同为细末，将黄瓜割去头，填入诸药置满，却盖口，用杖子插定，

①　太：原作"六"，形近而误，据文义改。

②　香瓜丸：《新书》卷二十第四、《类聚》卷二百六十六引本方有"黄连"一味。

慢火内煨热，面糊丸，如绿豆大。每服三
二丸，食后，冷浆水或新水下。大者，五七
丸至十丸。

花 火 膏

治夜啼。

灯花一棵

上涂乳上，令儿吮之。

白 玉 散

治热毒气客于腠理，搏于血气，发于
外皮上，赤如丹，是方用之。

白土二钱五分，又云滑石　寒水石五钱

上为末。用米醋或新水调涂。

牛 黄 膏

治惊热。

雄黄小枣大，用独茎葡萄根，水并醋，共一大盏，煮
尽　甘草末　甜硝各三钱　朱砂半钱匕　龙

脑一钱①匕　寒水石研细,五钱匕

上同研匀,蜜和为剂。食后,薄荷汤温化下半皂子大。

牛　黄　丸

治小儿疳积。

雄黄研,水飞　天竺黄各二钱　牵牛末,一钱

上同再研,面糊为丸,粟米大。每服三丸至五丸,食后,薄荷汤下。兼治疳、消积,常服尤佳,大者加丸数。

玉　露　散　又名甘露散

治伤热吐泻,黄瘦。

寒水石软而微青,黑中有细纹者是　石膏坚白而有②墙壁,手不可折者是好。各半两　甘草生,一钱

上同为细末。每服一字,或半钱、一钱,食后,温汤调下。

---

①　钱:原作"匙",据周学海本及1991年人卫本改。

②　有:原无,据1991年人卫本补。

百 祥 丸 _{一名南阳丸}

治疮疹倒靥黑陷。

用红芽大戟不以多少,阴干,浆水煮软去①骨,日中曝干,复内②汁中,煮汁尽,焙于为末,水丸如粟米大。每服一二十丸,研赤脂、麻汤下。吐利同,无时。

牛 李 膏 _{一名必胜膏}

治同前疗。

牛李子

上杵汁石器内,熬膏。每服皂子大,煎杏胶汤化下。

宣 风 散

治小儿慢惊。

槟榔_{两个}　陈皮　甘草_{各半两}　牵牛_{四两,半生半熟}

上为细末。三二岁儿,蜜汤调下五

---

① 去:原作"法",据周学海本及 1991 年人卫本改。

② 内:同"纳",纳入。

分，以上，一钱，食前服。

麝 香 丸

治小儿一慢 ① 惊、痫等病。

草龙胆　胡黄连_{各半两}　木香　蝉壳_{去剑为末，干秤}　芦荟_{去砂秤}　熊胆　青黛_{各一钱}　轻粉　脑麝　牛黄_{各一钱，并别研}　瓜蒂_{二十一个，为末}

　　上猪胆丸如桐子及绿豆大。惊痫，脏腑或秘或泻，清米饮或温水下，小丸五七粒至一二十粒。痫眼，猪肝汤下。痫渴，燖猪汤下亦得，猪肉汤下亦得。惊风发搐眼上，薄荷汤化下一丸，更水研一丸，滴鼻中。牙痫疮，口疮，研贴。虫痛，苦楝子或白芜荑汤送下。百日内小儿，大小便不通，水研封脐中。虫候，加干漆、好麝香各少许，并人生油一二点，温水化下。大凡病急则研碎，缓则浸化。小儿虚极慢惊者勿服，尤治急惊痰热。

_____

　　① 慢：《新书》卷十第一、《类聚》卷二百五十八引本方及1991年人卫本作"切"，于义较胜；

大惺惺丸

治惊痫百病及诸坏病，不可具述。

辰砂研　青礞石　金牙石各一钱半　雄黄一钱　蟾灰二钱　牛黄　龙脑各一字,别研　麝香半钱,别研　蛇黄三钱,醋淬五次

上研匀细，水煮，蒸饼为丸，朱砂为衣，如绿豆大。百日儿每服一丸，一岁儿二丸。薄荷温汤化下，食后。

小惺惺丸

解毒，治急惊、风痫、潮热，及诸疾虚烦，药毒上攻，躁渴。

腊月取东行母猪粪烧灰存性　辰砂水研,飞　脑麝各二钱　牛黄一钱。各别研　蛇黄西山者。烧赤醋淬三次,水研,飞。干用半两

上以东流水作面糊丸，桐子大，朱砂为衣。每服二三岁二丸，钥匙研破，温水化下。小儿才生，便宜服一丸，除胎中百疾，食后。

银砂丸

治涎盛膈热，实痰嗽，惊风、积、潮热。

水银结砂子，三皂子大　辰砂研，二钱　蝎尾去毒，为末　硼砂粉霜各研　轻粉　郁李仁去皮，焙，秤，为末　白牵牛　铁粉　好腊茶各三钱

上同为细末，熬梨汁为膏，丸如绿豆大。龙脑水化下，一丸至三丸。亦名梨汁饼子。及治大人风涎，并食后。

蛇黄丸

治惊痫。因震骇恐怖，叫号恍惚是也。

蛇黄真者三个，火煅，醋淬　郁金七分，一处为末　麝香一匕

上为末，饭丸桐子大。每服一二丸，煎金银、磨刀水化下。

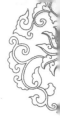

三　圣　丸①

化痰涎宽膈,消乳癖,化惊风、食痫、诸疳。小儿一岁以内,常服极妙。

小　青　丸

青黛一钱　牵牛末,三钱　腻粉一钱

并研匀,面糊丸,黍米大。

小　红　丸

天南星末,一两,生　朱砂半两,研　巴豆一钱,取霜

并研匀,姜汁面糊丸,黍米大。

小　黄　丸

半夏生,末,一分　巴豆霜,一字匕　黄柏末,一字匕

并研匀,姜汁面糊丸,黍米大。

以上百日者各一丸,一岁者各二丸,随乳下。

---

①　三圣丸:即下小青丸、小红丸、小黄丸之合称。

铁 粉 丸

治涎盛、潮搐、吐逆。

水银砂子二分　朱砂　铁粉各一分　轻粉二分　天南星炮制，去皮脐，取末一分

上同研，水银星尽为度，姜汁面糊丸，粟米大。煎生姜汤下十丸至十五丸、二三十丸，无时。

银 液 丸

治惊热，膈实呕吐，上盛涎热。

水银半两　天南星二钱，炮　白附子一钱，炮

上为末，用石脑油为膏。每服一皂子大，薄荷汤下。

镇 心 丸

治小儿惊痫，心热。

朱砂　龙齿　牛黄各一钱　铁粉　琥珀　人参　茯苓防风各二钱　全蝎七个，焙

上末，炼蜜丸如桐子大。每服一丸，薄荷汤下。

金箔丸

治急惊涎盛。

金箔二十片　天南星锉,炒　白附子炮

防风去芦、须,焙　半夏汤浸七次,切,焙,干秤。各半

两　雄黄　辰砂各一分　生犀末半分

牛黄　脑麝各半分。以上六物研

上为细末,姜汁面糊丸,麻子大。每
服三五丸至一二十丸,人参汤下。如慢
惊,去龙脑,服无时。

辰砂丸

治惊风涎盛潮作,及胃热吐逆不止。

辰砂别研　水银砂子各一分　天麻　牛
黄五分　脑麝别研,五分　生犀末　白僵蚕酒
炒　蝉壳去足　干蝎去毒,炒　麻黄去节天南
星汤浸七次,焙,切,干秤。各一分

上同为末,再研匀,熟蜜丸如绿豆大,
朱砂为衣。每服一二丸,或五七丸,食后
服之,薄荷汤送下。

剪刀股丸

治一切惊风，久经宣利，虚而生惊者。

朱砂　天竺黄各研　白僵蚕去头、足，炒

蝎去毒，炒　干蟾去四足并肠，洗，炙焦黄，为末

蝉壳去剑　五灵脂去黄者，为末。各一分　牛黄

龙脑并研。各一字　麝香研，五分　蛇黄五钱，

烧赤醋淬三五次，放水研飞

上药末共二两四钱，东流水煮，白面糊丸，桐子大。每服一丸，剪刀环头研破①，食后，薄荷汤化下。如治慢惊，即去龙脑。

麝蟾丸

治惊、涎、潮搐。

大干蟾秤二钱，烧②灰。各另研　铁粉三钱　朱砂　青礞石末

雄黄末　蛇黄烧，取末。各二钱

---

①　破：原无，据《类聚》卷二百五十八引本方及1991年人卫本补。

②　烧：原脱，据周学海本、《新书》卷八第六引本方补。

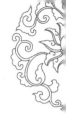

匕　龙脑一字　麝香一钱匕

上件研匀，水浸，蒸饼为丸，如桐子大，朱砂为衣。薄荷水下，半丸至一丸，无时。

软　金　丹

治惊热痰盛，壅嗽膈实。

天竺黄　轻粉各二两　青黛一钱　黑牵牛取头末　半夏用生姜三钱，捣成曲，焙干，再为细末。各三分

上同研匀，熟蜜剂为膏。薄荷水化下，半皂子大至一皂子大，量儿度多少用之，食后。

桃　枝　丸

疏取积热及结胸，又名桃符丸①。

巴豆霜　川大黄　黄柏末。各一钱一字

轻粉　硇砂各五分

---

① 丸：原无，据《新书》卷十九第七引本方及1991年人卫本补。

上为细末，面糊丸，粟米大 ①。煎桃枝汤下，一晬 ② 儿五七九，五七岁二三十九，桃符汤下亦得。未晬儿三二九，临卧。

蝉　花　散

治惊风，夜啼咬牙，咳嗽，及疗咽喉雍痛。

蝉花和壳　　白僵蚕直者，酒炒熟　　甘草炙。各一钱　　延胡索半分

上为末，一岁一字。四五岁半钱，蝉壳汤下，食后。

钩　藤　饮　子

治吐利，脾胃 ③ 虚风慢惊。

钩藤三分　　蝉壳　　防风去芦头，切　　人参去芦头，切　　麻黄去节，秤　　白僵蚕炒黄　　天麻

---

①　大：原脱，据《新书》卷十九第七引本方及1991年人卫本补。

②　晬（zuì 醉）：一周。这里指小儿满百岁或一周岁。

③　脾胃：此下《类聚》卷二百五十八引本方有"虚弱"二字。

蝎尾去毒,炒。各半两　甘草炙　川芎各一分　麝
香一分,别研入

上同为细末。每服二钱,水一盏,煎
至六分,温服,量多少与之。寒多,加附子
末半钱,无时。

抱 龙 丸

治伤风瘟疫,身热昏睡,气粗风热,痰
实壅嗽,惊风潮搐,及虫毒中暑,沐浴后并
可服。壮实小儿,宜时与^①服之。

天竺黄一两　雄黄水飞,一钱　辰砂　麝
香各别研,半两　天南星四两,腊月酿牛胆中阴干百
日,如无,只将生者去皮、脐,锉、炒干用。

上为细末,煮甘草水和丸,皂子大,温
水化下服之。百日小儿,每丸分作三四
服,五岁一二丸,大人三五丸,亦治室女白
带。伏暑用盐少许,嚼一二丸,新水送下。
腊月中雪水煮甘草和药,尤佳。一法用浆
水,或新水,浸天南星三日,候透软,煮三

---

①　与:原误作"雨",据周学海本及1991年人
卫本改。

五沸,取出,乘软切去皮,只取白软者,薄切,焙干,炒黄色,取末八两,以甘草二两半拍破,用水二碗,浸一宿,慢火煮至半碗,去滓,旋旋洒入天南星末,慢研之,令甘草水尽,入余药。

豆 卷 散

治小儿慢惊,多用性太温及热药治之,有惊未退,而别生热证,有病愈而致热证者,有反为急惊者甚多。当问病者几日? 因何得之? 曾以何药疗之? 可用^①解毒之药,无不效,宜此方。

大豆黄卷水浸黑豆,生芽是也。晒干 板蓝根 贯众 甘草炙。各一两

上四物同为细末。每服半钱至一钱,水煎,去滓服。甚者三钱,浆水内入油数点,煎。又治吐虫,服无时。

---

① 用:原脱,据《新书》卷九第一引本方及1991年人卫本补。

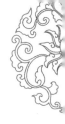

龙　脑　散

治急慢惊风。

大黄_蒸　半夏_{汤洗，薄切，用姜汁浸一宿，焙干，}
_炒　甘草　金星石　禹余粮　不灰木
青蛤粉　银星石　寒水石

上各等分，同为细末，研入龙脑一字，
再研匀，新水调一字至五分。量儿大小与
之，通解诸毒。本旧方也，仲阳添入甘松
三二枝，藿香叶末一钱，金牙石一分，减大
黄一半，治药毒吐血，神妙。

治虚风方

治小儿吐泻，或误服冷药，脾虚生风，
因成慢惊。

大天南星_{一个，重八九钱以上者良}

上用地坑子一个，深三寸许，用炭火
五斤，烧通赤，入好酒半盏在内，然后入天
南星，却用炭火三二条，盖却坑子，候南星
微裂，取出锉① 碎，再炒匀熟，不可稍生，

---

① 锉：原误作"剉"，据 1991 年人卫本改。

候冷为细末。每服五分或一字,量儿大小,浓煎生姜防风汤,食前调下,无时。

虚风又方

半夏一钱,汤洗七次,姜汁浸半日,晒干　梓州厚朴一两,细锉

上件米泔三升同浸一百刻,水尽为度。如百刻水未尽,加火熬干,去厚朴,只将半夏研为细末。每服半字、一字,薄荷汤调下,无时。

褊　银　丸

治风涎膈实上热,及乳食不消,腹胀喘粗。

巴豆去皮、油、心、膜,研细　水银各半两　黑铅二钱半,水①银结砂子　麝香五分,另研　好墨八钱,研

上将巴豆末并墨,再研匀,和入砂子、

---

① 水:此上《新书》卷十九第十引本方有"同"字。

麝香、陈米粥,和丸如绿豆大。捏褊①,一岁一丸,二三岁二三丸,五岁以上五六丸,煎薄荷汤,放冷送下,不得化破。更量虚实增减,并食后。

又 牛 黄 膏

治热②及伤风③,疳热④。

雄黄研　甘草末　川甜硝各一分　寒水石生,飞,研,一两　郁金末⑤　脑子各一钱　绿豆粉半两

上研匀,炼蜜和成膏。薄荷水化下,半皂子大,食后。

① 褊:通"扁"。

② 热:此上《新书》卷八第三引本方有"惊"字。

③ 风:此下《新书》卷八第三引本方有"温壮"二字。

④ 疳热:此下《新书》卷八第三引本方有"引饮"二字

⑤ 郁金末:原无,据1991年人卫本补。

五福化毒丹

治疮疹余毒上攻,口齿燥烦,亦咽干口舌生疮,及治蕴热积毒,热惊惕狂躁。

生熟地黄_{焙,秤。各五两} 元参 天门冬_{去心} 麦门冬_{去心,焙,秤。各三两} 甘草_炙 甜硝_{各二两} 青黛_{一两半}

上上八味为细末,后研入硝、黛,炼蜜丸如鸡头大。每服半丸或一丸,食后,水化下。

羌 活 膏

治脾胃虚,肝气热盛生风,或取转过,或吐泻后,为慢惊。亦治伤寒。

羌活_{去芦头} 川芎 人参_{去芦头} 赤茯苓_{去皮} 白附子_{炮。各半两} 天麻_{一两} 白僵蚕_{酒浸,炒黄} 干蝎_{去毒,炒} 白花蛇_{酒浸,取肉焙干。各一分} 川附子_{炮去皮、脐} 防风_{去芦头,切,焙} 麻黄_{去节,秤。各三钱} 豆蔻肉 鸡舌香

即母丁香　藿香叶①　木香各二钱

　　轻粉一钱　珍珠　麝香　牛黄各一钱

龙脑半字　雄黄　辰砂各一分。以上七味各别
研入

　　上同为细末，熟蜜和剂旋丸大豆大。每服一二丸，食前薄荷汤、或麦冬汤温化下。实热急惊②勿服，性温故也。服无时。

郁李仁丸

　　治襁褓小儿，大小便不通，惊热痰实，欲得溏动者。

　　郁李仁去皮　川大黄去粗皮，取实者，锉、酒浸半日，控干，炒为末。各一两　滑石半两，研细

　　上先将郁李仁研成膏，和大黄、滑石，丸如黍米大，量大小与之，以乳汁或薄荷汤下，食前。

----

　　①　藿香叶：此下《新书》卷九第三引本方有"沉香二钱"。

　　②　急惊：原作"惊急"，文义不顺，据《新书》卷九第三引本方及1991年人卫本改。

犀 角 丸

治风热痰实面赤,大小便秘涩,三焦邪热,腑脏蕴毒,疏导极稳方。

生犀角末一分　人参去芦头,切　枳实去瓤,炙　槟榔半两　黄连一两　大黄二两,酒浸切片,以巴豆去皮一百个,贴在大黄上,纸裹饭上蒸三次,切,炒令黄焦,去巴豆不用

上为细末,炼蜜和丸,如麻子大。每服一二十丸,临卧熟水下。未动,加丸。亦治大人孕妇不损。

异 功 散

温中和气,治吐泻不思乳食。凡小儿虚冷病,先与数服,以助其气。

人参切去顶　茯苓去皮　白术　陈皮锉　甘草各等分。炒

上为细末。每服二钱,水一盏,生姜五片,枣二个,同煎至七分,食前温服,量多少与之。

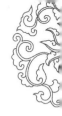

藿 香 散

治脾胃虚有热，面赤呕吐，涎嗽及转过度者。

麦门冬_{去心,焙}　半夏曲①　甘草②_{炙。}各半两　藿香叶_{一两}

上为末。每服五分至一钱，水一盏半，煎七分，食前温服。

如 圣 丸

治冷热疳泻。

胡黄连　白芜荑_{去扇,炒}　川黄连_{各二两}

使君子_{一两,去壳,称}　麝香_{别研,五分}　干虾蟆_{五枚,锉,酒熬膏}

上为末，用膏丸如麻子大。每服人参汤下，二三岁者五七丸，以上者十丸至十五丸，无时。

---

① 半夏曲：此下《新书》卷十九第三引本方有"炒"字。

② 甘草：此上周学海引聚珍本、《新书》卷十九第三引本方有"石膏半两"。

白附子香连丸

治肠胃气虚,暴伤乳哺,冷热相杂,泻痢赤白,里急后重,腹痛拗①撮,昼夜频并,乳食减少。

黄连　木香各一分　白附子大,二个

上为末,粟米饭丸,绿豆大,或黍米大。每服十九至二三十九,食前清米饮下,日夜各四五服。

豆蔻香连丸

治泄泻,不拘寒热赤白,阴阳不调,腹痛肠鸣切痛,可用如圣。

黄连炒,三分　肉豆蔻　南木香各一分

上为细末,粟米饭丸,米粒大。每服米饮汤下十九至二三十九,日夜各四五服,食前。

小 香 连 丸

治冷热腹痛,水谷利,滑肠方。

木香　诃子肉各一分　黄连半两,炒

---

① 拗(chōu 抽):拘急。

上为细末，饭和丸，绿豆大。米饮下十九至三五十丸，频服之，食前。

二 圣 丸

治小儿脏腑或好或泻，久不愈，羸瘦成疳。

川黄连_{去须}　黄柏_{去粗皮。各一两}

上为细末，将药末入猪胆内，汤煮熟，丸如绿豆大。每服二三十丸，米饮下，量儿大小加减，频服无时。

没 石 子 丸

治泄泻白浊，及疳痢滑肠腹痛者方。

木香　黄连_{各一分}　没石子_{一个}　豆蔻仁　诃子肉_{三个}

上为细末，饭和丸，麻子大。米饮下，量儿大小加减，食前。

当 归 散

治变蒸有寒无热。

当归_{二钱}　木香　官桂　甘草_炙　人

参各一钱

上㕮咀。每服二钱，水七分盏，姜三片，枣一枚去核，同煎服。

温 白 丸

治小儿脾气虚困，泄泻瘦弱，冷痫洞痢，及因吐泻，或久病后成慢惊，身冷瘛疭。

天麻生,半两　　白僵蚕炮　　白附子生　干蝎去毒　天南星锉,汤浸七次,焙。各一分

上同为末，汤浸寒食面和丸、如绿豆大，丸了，仍与寒食面内养七日，取出。每服五七丸至三二十丸，空心，煎生姜米饮，渐加丸数，多与服。

豆 蔻 散

治吐泻烦渴，腹胀小便少。

豆蔻　丁香各半分　舶上硫黄一分　桂府白滑石三分

上为细末。每服一字至半钱，米饮下，无时。

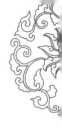

温 中 丸

治小儿胃寒泻白,腹痛肠鸣,吐酸水不思食,及霍乱吐泻。

人参切去顶,焙　甘草锉,焙　白术各一两。为末

上姜汁面和丸,绿豆大。米饮下一二十九,无时。

胡黄连麝香丸

治疳疾、羸瘦、白虫作方。

胡黄连　白芜荑去扇。各一两　木香　黄连各半两①　辰砂另研,一分　麝香锉,研,一钱

上为细末,面糊丸,绿豆大。米饮下五七九至十九。三五岁以上者,可十五九、二十九,无时。

----

① 两:原作"分",据周学海本、《新书》卷二十四第四引本方改。

大胡黄连①丸

治一切惊疳,腹胀虫动,好吃泥土生米,不思饮食,多睡嗞哑②,脏腑或秘或泻,肌肤黄瘦,毛焦发黄,饮水,五心烦热,能杀虫,消胀③进饮食。兼治疮癣,常服不泻痢方。

胡黄连　黄连　苦楝子各一两　白芜荑去扇,半两,秋初,三分

芦荟另研　干蟾头烧存性,另研。各一分
麝香一钱,另研　青黛一两半,另研

上先将前四味为细末,猪胆汁和为剂,每一胡桃大,入巴豆仁一枚,置其中④,用油单一重裹之,蒸熟去巴豆,用米一升许,蒸米熟为度,入后四味为丸。如

① 连:原脱,据《新书》卷二十三第六引本方及1991年人卫本补。

② 嗞哑(ziyá 滋涯):指小儿躁动不宁,啼哭不止。哑:《广韵》:"哑,嗟,忧声也。""啼不止也。"

③ 胀:原脱,据1991年人卫本补。

④ 一枚,置其中:原脱,据周学海本、《新书》卷二十三第六、《类聚》卷二百五十四引本方补。

难丸,少人面糊丸,麻子大。每服十九、十五丸,清米饮下,食后,临卧,日进三二服。

榆 仁 丸

治疳热,瘦悴有虫,久服充肥。

榆仁去皮　黄连去头。各一两

上为细末,用猪胆七个,破开取汁,与二药同和,入碗内,甑上蒸九日,每日一次,候日数足,研麝香五分,汤浸一宿,蒸饼,同和成剂,丸如绿豆大。每服五七丸至一二十丸,米饮下,无时。

大 芦 荟 丸

治疳杀虫,和胃止泻。

芦荟研　木香　青橘皮　胡黄连　黄连　白芜荑去扇,秤

雷丸　鹤虱微炒。各半两　麝香二钱,另研

上为细末,粟米饭[①]丸,绿豆大。米饮下二十丸,无时。

---

① 饭:原作"饮",据1991年人卫本改。

龙 骨 散

治疳、口疮、走马疳。

砒霜 蟾酥各一字 粉霜五分 龙骨一钱 定粉一钱五分 龙脑半字

上先研砒粉极细，次入龙骨再研，次入定粉等，同研。每用少许傅① 之。

橘 连 丸

治疳瘦。久服消食和气，长肌肉。

陈橘皮一两 黄连一两五钱，去须，米泔浸一日

上为细末，研入麝香五分，用猪胆七个，分药人在胆内，浆水煮，候临熟，以针微札② 破，以熟为度，取出，以粟米粥和丸绿豆大。每服十九至二三十丸，米饮下，量儿大小与之，无时。

龙 粉 丸

治疳渴。

---

① 傅：通"敷"。

② 札：通"扎"。

草龙胆　定粉　乌梅肉焙,秤　黄连各
二分

上为细末,炼蜜丸如麻子大。米饮下
一二十丸,无时。

香 银 丸

治吐。

丁香　干葛各一两　半夏汤浸十次,切,焙
水银各半两

上上三味同为细末,将水银与药同研
匀,生姜汁丸,如麻子大。每服一二丸至
五七丸,煎金银汤下,无时。

金 华 散

治干湿疮癣。

黄丹煅,一两　轻粉一钱　黄柏　黄连
麝香一字

上为末,先洗,次干掺之。如干癣疮,
用腊月猪脂和傅。如无,用麻油亦可,加
黄芩、大黄。

安 虫 丸

治上中二焦虚，或胃寒虫动及痛，又名苦楝丸方。

干漆<small>三分,杵碎,炒烟尽</small>　雄黄　巴豆霜<small>一钱</small>

上为细末，面糊丸，黍米大。量儿大小与服。取东行石榴根煎汤下。痛者，煎苦楝根汤下，或芜荑汤下五七丸至三二十丸，发时服。

芜 荑 散

治胃寒虫痛。

白芜荑<small>去扇,秤</small>　干漆炒。<small>各等分</small>

上为细末。每服一字，五分或一钱，米饮调下，发时服上方。杜壬《养生必用方》同，杜亦治胃寒虫上。

胆 矾 丸

治痹，消癖进食，止泻和胃，遣虫。

胆矾<small>真者,一钱,为粗末</small>　绿矾<small>真者,二两</small>

大枣<small>十四个,去核</small>　好醋<small>一升</small>

以上四物同煎，熬令枣烂，和后药：

使君子二两，去壳　枳实去瓤，炒，三两　黄连　诃黎勒去核。各一两，并为粗末　巴豆二七枚，去皮，破之

以上五物同炒令黑，约三分干，入后药：

夜明砂一两　虾蟆灰存性，一两　苦楝根皮末，半两

以上三物，再同炒，候干，同前四物杵罗为末，却同前膏和人白中，杵千下。如未成，更旋入熟枣肉，亦不可多，恐服之难化。太稠，即人温水可丸即丸，如绿豆大。每服二三十丸，米饮温水下，不拘时。

真　珠　丸

取小儿虚中一切积聚，惊涎，宿食乳癖，治大小便涩滞，疗腹胀，行滞气。

木香　白丁香真者　丁香末。各五分①巴豆仁十四个。水浸一宿，研极腻　轻粉各五分，留少许为衣　白滑石二钱

① 各五分：原无，据周学海本补。

上为末，研匀，湿纸裹烧，粟米饭丸，麻子大。一岁一丸，八九岁以上至十五岁服八丸，炮皂子煎汤，放冷下。挟风热难动者，先服凉药一服。乳癖者，减丸数，隔日临卧一服。

消　坚　丸

消乳癖及下交奶。又治痰热膈实取积。

硇砂末　巴豆霜　轻粉各一钱　水银砂子两皂子大　细墨少许　黄明胶末，五钱

上同研匀，入面糊丸，如麻子大，倒流水下。一岁一丸，食后。

百　部　丸

治肺寒壅嗽有痰。

百部炒　麻黄去节。各三分①　杏仁四十个，去皮、尖，微炒，煮三五沸

上为末，炼蜜丸，如芡实大。热水化

---

①　各三分：原缺，据《新书》卷十六第九、《类聚》卷二百四十五引本方补。

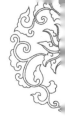

下^①，加松子仁五十粒，糖丸之，含化大妙。

紫 草 散

发斑疹。

钩藤钩子 　紫草茸各等分

上为细末。每服一字，或五分一钱，温酒调下，无时。

秦 艽 散

治潮热减食蒸瘦方。

秦艽去芦头，切，焙 　甘草炙。各一两 　干薄荷半两，勿焙

上为粗末。每服一二钱，水一中盏，煎至八分，食后温服。

地 骨 皮 散

治虚热潮作，亦治伤寒壮热及余热方。

---

① 下：此下《新书》卷十六第九、《类聚》卷二百四十五引本方有"三二丸，无时，日三四服。此本方也，仲阳"十五字，疑脱。

地骨皮自采佳　知母　银州柴胡去芦

甘草炙　半夏汤洗七次,切,焙　人参切去顶,焙

赤茯苓各等分

上为细末。每服二钱,姜五片,水一盏,煎至八分,食后温服,量大小加减。

人参生犀散

解小儿时气,寒壅咳嗽,痰逆喘满,心忪①惊悸,脏腑或秘或泄,调胃进食。又主一切风热,服寻常凉药即泻而减食者。

人参切去芦,三钱　前胡去芦,七钱　甘草炙黄,二钱　桔梗　杏仁去皮、尖,暴干为末,秤。各五钱

上将前四味为末,后入杏仁,再粗罗罗过。每服二钱,水一盏,煎至八分,去滓,温服,食后。

三　黄　丸

治诸热。

---

①　忪(zhōng 忠):惊悸不安。如《玉篇·心部》:"忪,心动不定,惊也,遑遽也。"

黄芩半两,去心　　大黄去皮,湿纸裹,煨　黄

连去须。各一钱

上同为细末,面糊丸,绿豆大,或麻子

大。每服五七丸至十五丸、二十九,食后,

米饮送下。

治囟开不合,鼻塞不通方

天南星大者,微炮去皮,为细末,淡醋

调,涂绯帛上,贴囟上,火炙手频熨之。

黄 芪 散

治虚热盗汗。

牡蛎煅　黄芪　生地黄各等分

上为末,煎服,无时。

虎 杖 散

治实热盗汗。

上用虎杖锉,水煎服,量多少与之,

无时。

捻 头 散

治小便不通方。

延胡索　川苦楝各等分

上同为细末。每服五分或一钱，捻头汤调下，量多少与之。如无捻头汤，即汤中滴油数点，食前。

羊　肝　散

治疮疹入眼成翳。

上用蝉蜕末，水煎，羊子肝汤调服，二三钱。凡痘疮才欲着痂，即用酥或面油不住润之，可揭即揭去。若不润，及迟揭，疮硬即隐成瘢痕。

蝉　蜕　散

治斑疮入眼，半年以内者，一月取效。

蝉蜕去土,取末,一两　猪悬蹄甲二两,罐子内,盐泥固济,烧存性

上二味研，入羚羊角细末一分，拌匀。每服一字。百日外儿，五分。三岁以上，一二钱。温水或新水调下，日三四，夜一二，食后服。一年以外难治。

乌 药 散

治乳母冷热不和,及心腹时痛,或水泻,或乳不好。

天台乌药　　香附子破,用白者　　高良姜　　赤芍药

上各等分,为末。每服一钱,水一盏,同煎六分,温服。如心腹疼痛,入酒煎。水泻,米饮调下,无时。

二 气 散

治冷热惊吐反胃,一切吐利诸治不效者。

硫黄半两,研　　水银二钱半,研不见星

上每服一字至五分,生姜水调水。或同炒,结砂为丸。

葶 苈 丸

治乳食冲肺,咳嗽,面赤痰喘。

甜葶苈隔纸炒　　黑牵牛炒　　汉防己　　杏仁炒,去皮、尖。各一钱

上为末,入杏仁泥,取蒸陈枣肉,和捣

为丸,如麻子大。每服五丸至七丸,生姜汤送下。

麻 黄 汤

治伤风发热无汗,咳嗽喘急。

麻黄去节,三钱,水煮,去沫,滤出,晒干　肉桂二钱　甘草炙,一钱　杏仁七个,去皮、尖,麸炒黄,研膏

每服一钱,水煎服,以汗出为度。自汗者,不宜服。

生 犀 磨 汁

治疮疹不快,吐血衄血。

生犀磨汁

上一物不拘多少,于涩器物中,用新水磨浓汁,微温,饮一茶脚许,乳食后,更量大小加减之①。

---

① 上一物不拘多少……更量大小加减之:此三十五字原脱,据 1991 年人卫本补。

大 黄 丸

治诸热。

大黄　黄芩各一两

上为末，炼蜜丸，如绿豆大。每服五丸至十丸，温蜜水下，量儿加减。

使 君 子 丸

治脏腑虚滑，及疳瘦下利，腹胁胀满，不思乳食，常服安虫补胃，消疳肥肌。

厚朴去粗皮，姜汁涂　甘草炙　诃子肉半生半煨　青黛各半两。如是兼惊及带热泻，入此味。如只变疳不调，不用此味陈皮去白，一分　使君子去壳，一两，面裹煨热，去面不用

上为末，炼蜜丸，如小鸡头大。每服一丸，米饮化下。百日以上、一岁以下服半丸，乳汁化下。

青 金 丹

疏风利痰。

芦荟　牙硝　青黛各一钱　使君子三枚

硼砂　轻粉各五分　蝎梢十四个

上末，磨香墨拌丸，麻子大。每三丸，
薄荷汤下。

烧　青　丸

治乳癖。

轻粉　粉霜　碙砂各一钱　白面二钱
玄精石一分　白丁香一字　定粉一钱　龙脑
十匙

上同一处研，令极细，滴水和为一饼，
以文武火烧熟勿焦，再为末，研如粉面，滴
水和丸，如黄米大①。每服七丸，浆水化
下。三岁以下服五丸。量儿大小加减服
之。此古方也。

败　毒　散

治伤风瘟疫风湿，头目昏暗，四肢作
痛，憎寒壮热，项强睛疼，或恶寒咳嗽，鼻
塞声重。

柴胡洗，去芦　前胡　川芎　枳壳　羌

---

① 大：原脱，据《类聚》卷二百四十六引本方
及1991年人卫本补。

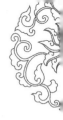

活　独活　茯苓桔梗_炒　人参_{各一两}　甘
草_{半两}

上为末。每服二钱。生姜薄荷煎，加
地骨皮、天麻。或吰咀，加蝉蜕、防风。治
惊热，可加芍药、于葛、黄芩。无汗加
麻黄。

木瓜丸①

治生下吐。

木瓜末　麝香　腻粉　木香末　槟
榔末_{各一字}

上同研末，面糊丸如小黄米大。每服
一二丸，甘草水下，无时。

大黄丸②

治风热里实，口中气热，大小便秘赤，
饮水不止，有下证者，宜服之。

---

① 木瓜丸：此方原无，据卷上"初生下，拭掠儿
口中秽恶不尽，咽入喉中，故吐，木瓜丸主之"及
1991年人卫本补。

② 大黄丸：此方原无，据卷上"伤风自利"条
"有下证，大黄丸主之"及1991年人卫本补。

川芎半两，锉　黑牵牛半两，半生熟炒　大黄一两，酒洗过，米下蒸熟，切片，曝干　甘草一分，锉，炙

上为细末，稀糊和丸如麻子大。二岁每服十丸，温蜜水下，乳后服，以溏利为度。未利，加丸数再服，量大小虚实用之。

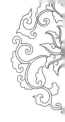

附方　阎氏小儿方论

　　余家幼稚多疾,率用《钱氏方诀》,取效如神,因复研究诸法,有得于心。如惊、疳等,钱仲阳之未悉者,今见于下,并以仲阳传附卷末。

治　法

治小儿急慢惊 ①

　　小儿急慢惊,古书无之,惟曰阴阳痫。所谓急慢惊者,后世名之耳,正如赤白痢之类是也。阳动而速,故阳病曰急惊。阴静而缓,故阴病曰慢惊。此阴阳虚实寒热之别,治之不可误也。急惊由有热,热即生风,又或因惊而发,则目上目札,涎潮搐搦,身体与口中气皆热,及其发定,或睡起

---

　　① 治小儿急慢惊:此标题原无,据目录补。下同。

即了了如故，此急惊证也。当其搐势渐减时，与镇心治热药一二服《直诀》中麝香丸、镇心丸、抱龙丸、辰砂丸及至宝丹、紫雪之类。候惊势已定，须臾以药下其痰势①《直诀》中利惊丸、软金丸、桃枝丸之类，或用大黄、朴硝等药。利下痰热，心神安宁即愈。慢惊得于大病之余，吐泻之后，或误取转，致脾胃虚损，风邪乘之凡小儿吐泻不止，必成慢惊，宜速治。似搐而不甚搐此名瘛疭，似睡而精神慢，四肢与口中气皆冷，睡露睛，或胃痛而啼哭如鸦声。此证已危，盖脾胃虚损故也。

治小儿吐泻

凡小儿吐泻，当温补之。余每用理中丸以温其中，以五苓散导其逆五苓散最治小儿吐，连与数服，兼用异功散等，温药调理之，往往便愈。若已虚损，当速生其胃气，宜与附子理中丸研金液丹末，煎生姜米饮调灌之，惟多服乃效服至二三两无害。候胃气已生，手足渐暖，阴退阳回，然犹瘛疭，即

---

① 势：《新书》卷九第一引本书作"热"。

减金液丹一二分,增青州白丸子一二分,同研如上服,以意详之。渐减金液丹,加白丸子,兼用异功散、羌活膏、温白丸、钩藤饮子之类,调理至安。依此治之,仍频与粥,虽至危者,往往死中得生,十救八九。

金液丹治小儿吐泻虚极

金液丹治小儿吐泻虚极最妙。沈存中《良方》论金液丹云:亲见小儿吐利剧,气已绝,服之复活者数人,真不妄也,须多服方验。

惊风或泄泻等

惊风或泄泻等诸病,烦渴者,皆津液内耗也。不问阴阳,宜煎钱氏白术散,使满意,取足饮之,弥多弥好。

治小儿急惊方搐

凡小儿急惊方搐,不用惊扰,此不足畏。慢惊虽静,乃危病也。急惊方搐,但

扶持不可擒捉，盖风气方盛，恐流入筋脉，
或致手足拘挛。

治急慢惊

治急慢惊，世人多用一药。有性温性
凉，不可泛用，宜审别之。又治慢惊，药宜
去龙脑，纵须合用，必以温药为佐，或少
用之。

治小儿实热疏转

凡小儿实热疏转后，如无虚证，不可
妄温补，热必随生。

治小儿惊风痰热

治小儿惊风、痰热、坚癖，能不用水
银、轻粉甚便，如不得已用之，仅去疾即
止。盖肠胃易伤，亦损口齿。

治小儿疮疹伤食相似

治小儿壮热昏睡，伤风风热，疮疹伤
食，皆相似，未能辨认间，服升麻葛根汤、
惺惺散、小柴胡汤甚验。盖此数药通治

之，不致误也。惟伤食，则大便酸臭不消化，畏食或吐食，宜以药下之。

治小儿疮疹

小儿耳冷骪冷，手足乍冷乍热，面赤，时嗽嚏，惊悸，此疮疹欲发也。未能辨认间，服升麻葛根汤、消毒散。已发未发，皆宜服，仍用胡荽酒、黄柏膏。暑月烦躁，食后与白虎汤、玉露散。热盛与紫雪，咽痛或生疮，与甘桔汤、甘露饮子。余依钱氏说，大人同。

治小儿脾胃虚弱

小儿多因爱惜过当，往往三二岁未与饮食，致脾胃虚弱，平生多病。自半年以后，宜煎陈米稀粥，取粥面时时与之。十月以后，渐与稠粥烂饭，以助中气，自然易养少病。惟忌生冷、油腻、甜物等。

小儿治法

小儿治法，大概与大人同，惟剂料小

耳。如升麻葛根汤、惺惺散等，虽人皆知之，仓卒亦难检，今并载于下。钱氏已有方者，今不复录。

药　方

升麻葛根汤

治伤寒温疫，风热壮热，头痛肢体痛，疮疹已发未发，并宜服之。

干葛_{细锉}　升麻　芍药　甘草_{锉，炙。各等分}

上同为粗末。每服四钱，水一盏半，煎至一盏，量大小与之，温服无时。

惺　惺　散

治伤寒时气，风热痰壅咳嗽，及气不和。

桔梗　细辛_{去叶}　人参_{切去顶，焙}　甘草_{锉，炒}　白术　白茯苓_{去皮}　栝蒌根_{各一两}

上同为细末。每服二钱，水一盏，入薄荷五叶，煎至七分，温服不拘时。如要和气,入生姜五片同煎。一法用防风一分,用川芎一分。

消 毒 散

治疮疹未出,或已出未能匀遍。又治一切疮,凉膈去痰,治咽痛。

牛蒡子二两,炒　甘草半两,锉,炒　荆芥穗一分

上同为粗末。每服三钱,水一盏半,煎至一盏,温服不拘时。

黄 柏 膏

治疮疹已出,用此涂面,次用胡荽酒。

黄柏去粗皮,一两　甘草四两　新绿豆一两半

上同为细末,生油调,从耳前至眼轮,并厚涂之,日三二次。如早用,疮不上面,纵有亦少。

胡 荽 酒

胡荽细切,四两,以好酒二盏,煎一两,沸,入胡荽,

再煎少许，用物合定，放冷

上每吸一二口，微喷，从顶至足匀遍，勿喷头面。病人左右常令有胡荽，即能辟去汗气，疮疹出快。

疮疹忌外人，及秽触之物，虽不可受风冷，然亦不可拥遏，常令衣服得中，并虚凉处坐卧。

治疮疹出不快及倒靥，四圣散

紫草茸　　木通_锉　　甘草_{锉，炒}　　枳壳_麸炒，去瓤，秤　　黄芪切，焙。等分

上同为粗末。每服一钱，水一中盏，煎八分，温服无时。

又方，蓝根散

板蓝根_{一两}　　甘草_{三分，锉，炒}

上同为细末。每服半钱或一钱，取雄鸡冠血三二点，同温酒少许，食后，同调下。二方无证勿服。

治疮疹倒靥黑陷

人牙_{烧存性,研入麝香少许}

上每服三钱,温酒少许调下,无时。

又　方

小猪儿尾尖_{取血三五点,研入生龙脑少许}

上新水调下,食后。

治伏热在心,昏瞀不省,或误服热药,搐热冒昧不知人,及疮疹倒靥黑陷

生梅花脑子_{研,半字或一字}

上取新杀猪心一个,取心中血同研,作大丸,用新汲水少许化下。未省,再服。如疮疹陷伏者,温酒化下。

甘露饮子

治心胃热,咽痛,口舌生疮,并疮疹已发未发,并可服。又治热气上攻,牙龈肿,牙齿动摇。

生干地黄_{焙,秤}　熟干地黄_{焙,秤}　天门

冬　麦门冬各去心，焙，秤　枇杷叶去毛　黄
芩去心　石斛去苗　枳壳麸炒，去瓤　甘草锉，
炒　山茵陈叶

上各等分，为粗末。每服二钱，水一
盏，煎八分，食后温服。牙齿动摇，牙龈肿
热，含漱渫①，并服。

白　虎　汤

解暑毒烦躁，身热痰盛，头痛，口燥
大渴。

知母一两半，焙干，秤　甘草半两，锉，炒　石
膏四两　白粳米八钱

上同为粗末。每服三钱，水一盏，煎
至八分，食后温冷随意服。气虚人，加人
参少许同煎。

疮疹太盛，宜服此调肝散，令不入眼

生犀锉，取末，一分　草龙胆半钱　黄芪半
两，切　大黄去皮，二钱　石膏半两　桑白皮自
采，焙干　钩藤钩子　麻黄去节。各一分

---

①　渫(xiè屑)：洗去污垢。

栝蒌去皮　甘草炙。各等分。

上为粗末。每服二钱，水一盏，煎半盏，食后时时温服少许。

治疮疹入眼

马屁勃半两　皂角子十四个　蛇皮半两

上入小罐子内，盐泥固济，烧存性，研细，温酒调下一二钱，食后服。

治疮疹入眼成翳

栝蒌根半两　蛇皮二钱

上同为细末，用羊子肝一个，劈开入药末二钱，麻缠定，米泔煮熟，频与食之。未能食，肝令乳母多食。

又　方

蝉壳末

上用水煎，羊子肝汤，调服二三钱。

凡豆疮才欲着痂，即用酥，或面油，不住润之，可揭即揭去。若不润及迟揭，疮痂硬，即隐成瘢痕。

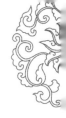

治口疮

大天南星去皮，只取中心如龙眼大，为细末

上用醋调，涂脚心。

治脓耳

白矾火飞，一钱　麝香一字　坯子胭脂染胭脂也。一钱

上同研匀。每用少许。先用绵裹杖子，撮净掺之。

治畜热在中，身热狂躁，昏迷不食

豆豉半两　大栀子仁七个，槌破

上共用水三盏，煎至二盏，看多少服之，无时。或吐，或不吐，立效。

治虫咬心痛欲绝

五灵脂末，二钱匕　白矾末火飞，半钱匕

上同研。每服一二钱，水一盏，煎五分，温服无时，当吐出虫。

治脾胃虚寒吐泻等病，及治冷痰

齐州半夏汤浸七次，切，焙，一两　陈粟米三

分。陈粳米亦得

上㕮咀。每服三钱，水一大盏半，生姜十片，同煎至八分，食前①，温热服。

治外肾肿硬成疝

干蚯蚓为细末

上用唾调涂，常避风冷湿地。

小儿腹中极痛，干啼后偃②，名盘肠内吊，钩藤膏

没药研　好乳香水中坐乳钵，研细，秤　木香　姜黄各四钱　木鳖子仁十二个

上先将下三味同为细末，次研入上二味，炼蜜和成剂收之。每一岁儿，可服半皂子大，余以意加减，煎钩藤汤化下，无时，次用魏香散。

魏　香　散

蓬莪茂半两　真阿魏一钱

---

①　前：原误作"煎"，据周学海本及《新书》卷二十七第六引本方改。

②　偃(yǎn)：倒。

上先用温水化阿魏，浸蓬莪茂一昼夜，焙干为细末。每服一字或半钱，煎紫苏米饮，空心调下。

地 黄 散

治心肝壅热，目赤肿痛，生赤脉，或白膜遍睛，四边散漫者，犹易治。若暴遮黑睛，多致失明，宜速用此方。亦治疮疹入眼。

生干地黄切，焙，秤　熟干地黄切，焙，秤
当归去芦头，切，焙，秤。各一分　黄连去须，一钱
木通一钱半　玄参半钱　甘草一钱半，锉，炒
防风去芦头，焙　羌活　生犀末　蝉壳去土
木贼　谷精草　白蒺藜去尖　沙苑蒺藜
各一钱　大黄去皮，取实者，锉，略炒一钱

上为细末。每服一字或半钱，量大小加减，煎羊肝汤，食后调下，日三夜一，忌口将息。亦治大人。

治热痢下血

黄柏去皮，半两　赤芍药四钱

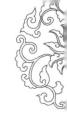

上同为细末，饭和丸，麻子大。每服一二十丸，食前，米饮下。大者加丸数。

治心气不足，五六岁不能言，菖蒲丸

石菖蒲二钱　丹参二钱　人参切去顶，焙，半两　赤石脂三钱　天门冬去心，焙，秤　麦门冬去心，焙，秤。各一两

上同为细末，炼蜜丸绿豆大，或麻子大。温水下五七丸，至一二十丸，不计时，日三四服，久服取效。又有病后肾虚不语者，宜兼服钱氏地黄丸。

鸡　头　丸

治诸病后不语。

雄鸡头一个，炙　鸣蝉三个，炙　大黄一两，取实处，湿纸裹，煨熟　甘草一两，锉，炒　木通半两　当归去芦头，切，焙，三分　黄芪切，焙　川芎　远志去心　麦门冬去心，焙。各三分　人参切去顶，焙，半两

上同为细末，炼蜜丸，小豆大。平旦，米饮下五丸。空心，日三四，儿大者加之，

久服取效。鸡、蝉二物，宜求死者用之，不可旋杀。孙真人所谓"杀生求生，去生更远"，不可不知也。

治肾虚，或病后筋骨弱，五六岁不能行，宜补益肝肾，羚羊角丸

羚羊角_{尖细而节密者是，锉，取末}　生干地黄_{焙，秤}　虎胫骨_{敲破，涂酥，炙黄}　酸枣仁_{去皮，秤，炒}　白茯苓_{各半两}　桂_{去皮，取有味处，不见火}　防风_{去芦头，切，焙}　当归_{同上}　黄芪_{切，焙。各一分}

上同为细末，炼蜜和成剂。每服一皂子大，儿大者加之。食前，温水化下，日三四服，取效。

治惊风，中风，口眼㖞斜，语不正，手足偏废不举。全蝎散

全蝎_{去毒，炒}　僵蚕_{直者，炒}　甘草　赤芍药　桂枝_{不见火}　麻黄_{去节}　川芎　黄芩_{去心。各三钱}　天麻_{六钱}　大天南星_{汤浸七次，去皮脐，切，焙。三钱}

上为粗末。每服三钱，水一盏半，姜七片，煎七分，温服无时，量大小与之，日三四服，忌羊肉。

和 中 散

和胃气，止吐泻，定烦渴，治腹痛，思食。

人参切去顶,焙　白茯苓　白术　甘草锉,炒　干葛锉　黄芪切,焙　白扁豆炒　藿香叶各等分

上为细末。每服三钱，水一盏，干枣二个去核，姜五片，煎八分，食前温服。

紫 苏 子 散

治咳逆上气，因乳哺无度，内挟风冷，伤于肺气，或呵[1] 气未定，与乳饮之，乳与气相逆，气不得下。

紫苏子　诃子去核,秤　萝卜子　杏仁去皮、尖,麸炒　木香

人参切去须。各三两　青橘皮　甘草锉,

---

① 呵:《新书》卷十六第二引本方作"啼"。

上为细末。每服一钱,水一小盏,人生姜三片,煎至五分,去滓,不计时候,温服,量大小加减。

赤 石 脂 散

治痢后躯[①]气下,推出肛门不入。

真赤石脂_{拣去土}　伏龙肝_{各等分}

上为细末。每用半钱,傅肠头上,频用。

柏 墨 散

治断脐后,为水湿所伤,或棚袍湿气,伤于脐中,或解脱,风冷所乘,故令小儿四肢不和,脐肿多啼,不能乳哺,宜速疗之。

黄柏_炒　釜下墨　乱发_{烧。各等分}

上为细末。每用少许傅之。

至 宝 丹

治诸痫,急惊心热,卒中客忤,不得眠

---

①　躯:《玉篇》:"躯,曲身怒腹也。"

睡,烦躁,风涎搐搦,及伤寒狂语,伏热呕吐,并宜服之。

生乌犀屑　生玳瑁屑　琥珀研　朱砂细研,水飞　雄黄以上各一两。细研,水飞　金箔五十片,一半为衣　银箔五十片,研　龙脑一分,研　麝香一分　牛黄半两,研　安息香一两半,为末,以无灰酒飞过,滤净,去砂石,约取一两,慢火熬成膏

上生犀、玳瑁捣罗为细末,研入余药,令匀,将安息香膏,以重汤煮,凝成和搜为剂。如干,即入少熟蜜,盛不津器中,旋丸如桐子大。二岁儿,服二丸,人参汤化下,大小以意加减。又治大人卒中不语,中恶气绝,中诸物毒,中热暗风,产后血运,死胎不下,并用童子小便一合,生姜自然汁三五滴,同温过化下五丸,立效。

紫　雪

治惊痫百病,烦热涎厥,及伤寒胃热发斑,一切热毒喉痹肿痛,又治疮疹毒气上攻咽喉,水浆不下。

黄金十两　寒水石　磁石　滑石　石

膏各四两八钱，并捣碎

以上用水五升，煮至四升，去滓，入下项药：

玄参一两八钱，捣碎　木香捣碎　羚羊角屑　沉香各半两，捣碎　升麻一两六钱，捣碎　丁香一钱，捣碎　甘草八钱，炙，锉

以上八味，入前药汁中再煮，取一升五合，去滓，入下项药：

消石三两一钱，芒硝亦得　朴消一斤，精者

以上二味，入前汁中，微火上煎，柳木篦搅不住手，候有七合，投在木盆中，半日欲凝，入下项药：

朱砂三钱，飞研　麝香当门子一钱一字，研

以上二味，入前药中搅匀，寒之两日。

上件成紫色霜雪，每服一字至半钱，冷水调下，大小以意加减。咽喉危急病，捻少许，干咽立效。又治大人脚气，毒遍内外，烦热不解，口中生疮，狂易叫走，疗疫毒厉，卒死、温疟、五尸、五疰，大能解诸药毒。每服一钱至二钱，冷水调下，并食

后服。

理 中 丸

治吐利不渴，米谷不化，手足厥冷。

人参去芦,锉　　白术锉　　干姜炮　　甘草
炙,锉。各一两

上为末，炼蜜和丸，鸡黄大。每服一
丸，水一大盏化开，煎及七分，连滓放温
服，小儿分为三服，大小以意加减，食前。

五 苓 散

治霍乱吐泻，躁渴饮水，小便不利。

泽泻二两半,锉　　木猪苓去皮,锉,一两半
官桂去皮,一两　　白茯苓一两半,锉　　白术一两
半,锉

上为细末。每服一钱，温汤调下，渴
躁，新水调服。大小以意加减，不以时候。

附子理中丸

治脾胃寒弱，风冷相乘，心痛，霍乱吐
利转筋。

人参去芦，锉　　白术锉　　干姜炮　　甘草
炙，锉　　黑附子炮去皮脐。各一两

上为细末，炼蜜和一两作十丸。每服
一丸，水一中盏化开，煎及七分，稍热服，
食前。小儿分作三二服，大小以意加减。

金　液　丹

治吐利日久，脾胃虚损，手足厥逆，精
神昏塞，多睡露睛，口鼻气凉，欲成慢惊风
者。又治大人阳虚阴盛，身冷脉微，自汗
吐利，小便不禁。

舶上硫黄十两，先飞炼去砂石，秤，研为细末，用
砂合子盛，令八分满，水和赤石脂封缝，盐泥固济。瞭[1]干
露地，先埋一水罐子，盛水满，坐合子在上。又以泥固济讫，
常以三斤火，养三日三夜足，加顶火一斤[2]煅成，候冷取药。

上以柳木槌，乳钵内研为细末。每服
二钱，生姜、米饮调下。大小以意加减，多
服取效。大人，药末一两，蒸饼一两，水浸
去水脉，和丸桐子大，瞭干。每服五十丸

---

①　瞭(shài)：同晒。

②　斤：原脱，据 1991 年人卫本补。

至百丸，米饮下，并空心，连并服。

又　方 范文正宅

硫黄不以多少，淡黄通明者为上。飞，炼去砂石，研为细末。用有盖砂罐子一个，取水中田字草，或益母草，捣淤土成泥，更入纸筋同捣，固济，罐子贵不破，曝干，盛硫黄末在内，可不满二指，于露地深画十字，放罐子在中心，使底下通透，四面用炭约四五斤，匀火簇，不盖罐子顶，时时揭觑，候化为汁，速去四面火，用湿土埋一宿，次日取出，于北荫下，不见日气处，撅一坑子，约一二尺，将罐子去盖，倒埋一宿，次日取出，和罐子入汤内，煮五十沸，漉出取药。

上以柳木槌，乳钵内研如粉面相似。小儿因吐泻之后，变成慢惊风者，每服一二钱，生姜米饮调下，并服取效。大人阴证伤寒，脉微欲绝，以水浸无盐蒸饼，和丸桐子大，曝干，每服五十丸或百丸，米饮下，并空心服。

青州白丸子

治小儿惊风，大人诸风。

半夏七两，生　天南星三两，生　白附子二两，生　川乌头半两，生，去皮脐上捣罗为细末，以生绢袋盛，用井花水摆，未出者，更以手揉令出，如有滓，更研，再入绢袋摆尽为度，放磁盆中，日晒夜露至晓，弃水，别用井花水搅，又晒至来日早，再换新水搅，如此春五日，夏三日，秋七日，冬十日一法：四时只浸一宿，去水晒干后如玉片，研细，以糯米粉煎粥清，丸绿豆大。每服三五丸，薄荷汤下。大人每服二十丸，生姜汤下。瘫痪风温，酒下，并不以时候服。

小 柴 胡 汤

治伤寒温热病，身热恶风，头痛项强，四肢烦疼，往来寒热，呕哕痰实，中暑疟病，并宜服。

柴胡去芦，八钱　半夏汤洗，切，焙，二钱半
黄芩去心　人参去芦　甘草炙，锉。各三钱

上为粗末。每三钱，水一盏半，生姜五片，枣一枚，擘破，同煎及八分，滤去滓，放温，分作三二服。大小以意加减，并不以时候。日三夜二。

董氏小儿斑疹备急方论序

　　世之人有得一奇方，可以十全愈疾者，恐恐然惟虑藏之不密，人或知之，而使其药之不神也，其亦陋矣。夫药之能愈病，如得，人人而告之，使无夭横，各尽其天年以终，此亦仁术也。吾友董及之，少举进士不第，急于养亲，一日尽弃其学，而从事于医。然医亦非鄙术矣，古之人未尝不能之，如张仲景、陶隐居、葛洪、孙思邈，皆名于后世。但昧者为之，至于异贵贱，别贫富，自鄙其学，君子不贵也。及之则不然，凡人之疾苦，如已有之。其往来病者之家，虽祁①寒大暑，未尝少惮。至于贫者，或昏夜自惠薪粲②，以周其乏者多矣。他日，携《小儿斑疹方》一秩，见过，

---

　　①　祁：大也。《书·君牙》："冬祁寒。"

　　②　粲（càn）：上等白米。朱熹："粲，栗之精凿者。"

求序于余，因为引其略，亦使见及之之所存，知世之有奇方，可以疗疾者，不足贵也。如此。

东平十柳居士孙准平甫序

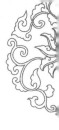

又

　　夫上古之世，事质民淳，禀气全粹，邪不能干，纵有疾病，祝由而已。虽大人方论，尚或未备，下逮中古，始有巫妨氏者，著《小儿颅囟经》，以卜寿夭，别死生，历世相援，于是小儿方论兴焉。然在襁褓之时，脏腑嫩弱，脉促未辨，疗不知处，痛亦难言，只能啼叫。至于变蒸、惊风、客忤、解颅，近世巢氏——明之。然于斑疹欲出证候，与伤寒相类，而略无辨说，致多谬误。而复医者，不致详慎，或乃虚者下之，实者益之，疹者汗之，风者温之，转生诸疾，遂致夭毙，嘘可叹也。今采摭经效秘方，详明证候，通为一卷，目之曰《斑疹备急方》。非敢谓有补于后世，意欲传诸好事者，庶几鞠育①之义存焉。

　　　　　　东平董汲及之序

---

　　①　鞠育：养育、抚养。鞠：抚养

董氏小儿斑疹备急方论

东平董汲及之论次

总　　论

论曰：夫生民之道，自微而著，由小而大，此物理灼然，不待经史证据可知。然小儿气禀微弱，故《小品方》云：人生六岁以上为小，六岁以下经不全载，所以乳下婴儿有疾难治者，皆为无所依据。至如小儿斑疹一候，不惟脉理难辨，而治疗最比他病尤重。始觉证与伤寒、阴痫相近，通都辅郡，名医辈出，则犹能辨其一二，远地左邑，执病不精，失于详审，投药暴妄，加之小儿脏腑娇嫩，易为伤动。斑疹未出，往往疑为伤风，即以麻黄等药，重发其汗，遂使表虚里实。若为阴痫治之，便用温惊药品，则热势愈盛，直至三四日，证候已定，方得以斑疮药治之，则所失多矣。大率世俗医者，斑疹欲出，多以热药发之，遂使胃中热极。其初作时，即斑疹见于皮下。其已出者，变黑色而内陷。既见不快，尤用热药薰蒸其疾，斑疹得热则出愈难，转生热证。大小便不通，更以巴豆取积药下之，则使儿脏腑内虚热又不除，邪气益深，变为喘满、便血，或为疱痛，身体裂破，遂使百年之寿，一旦为俗医所误者，可不痛哉。大抵斑疹之候，始觉多咳嗽，身体温壮，面色与四肢俱赤，头痛腰疼，眼睛黄色，多睡中瘈疭，手足厥，耳尖及尻冷，小便赤大便秘，三部脉洪数绝大不定，是其候也。其乳下儿，可兼令乳母服药。其证候未全，或未明者，但可与升麻散解之。其已明者，即可用大黄、青黛等凉药下之，次即与白虎汤。如秋冬及春寒，未用白虎汤之时，但加枣煎服，不必拘于常法。仲景云：四月后，天气大热，即可服白虎汤。特言其梗概耳。大率疹疱未出，即可下。已出，即不可下。出足，即宜利大小便。其已出未快者，可与紫草散、救生散、玳瑁散之类。其重者，以牛李膏散之。或毒攻咽喉者，可与少紫雪及如圣汤，无不效也。其余热不解，身热烦渴及病疹儿母，俱可与甘露饮。或便血者，以牛黄散治之，兼宜常平肝脏，解其败热，虑热毒攻肝，即冲于目，内生障翳。不遇[①]医治，瞳仁遂损，尤宜慎之。然已出未平，切忌见杂人，恐劳力之人及狐臭薰触故也。未愈，不可当风，即成疮痂。如脓疱出，可烧黑丑、粪灰，随疮贴之，则速愈而无瘢也。及左右不可阙胡荽，盖能御汗气、辟恶气故也。如儿能食物，可时与少葡萄，盖能利小便，及取如穗出快之义也。小儿斑疹，本以胎中积热，及将养温厚，偶胃中热，故乘时而作。《外台方》：胃烂即发斑。微者，赤斑出。极者，黑斑出。赤斑出五死一生，黑斑出十死一生，其腑热即为疹，盖热浅也。脏热即为疮，盖热深也。

---

① 遇：《新书》卷十八第一引本书作"急"。

故证色论云:大者属阴,小者属阳。汲总角①而来,以多病之故,因而业医。近年累出诸处治病,当壬申岁,冬无大雪,天气盛温,逮春初,见小儿多病斑疹,医者颇如前说,如投以白虎汤之类。即窃笑云:白虎汤本治大人,盖不知孙真人所论,大人小儿为治不殊,但用药剂有多少为异耳。则是未知用药之法,故多失误。今博选诸家,及亲经用有效者,方备录为书。

药　方

升　麻　散

治疹疱未出,疑贰之间,身热与伤寒温疫相似,及疮子已出发热,并可服之方

升麻　芍药　葛根锉,炒　甘草炙。各一两

---

① 总角:指童年时期。童年男女,头顶上的发辫向两边分开。如郑玄注《札记·内则》曰:"总角,收发结之。"陶潜《荣木》诗序:"总角闻道,自首无成。"

上为细末。每二岁儿服二钱。水一盏,煎至五分,去滓,温服,不以时,日三夜一服。

白 虎 汤

治痘疮、麸疹、斑疮赤黑,出不快,及疹毒余热,并温热病中暑气,烦躁热渴方。

石膏四两　知母一两半,锉　甘草炙,三两
人参半两

上为细末。每服二钱,水一盏,入粳米二十粒,同煎至七分,去滓,温服,不以时。小儿减半服。春冬秋寒,有证亦服,但加枣煎,并乳母亦令服之。

紫 草 散

治伏热在胃经,暴发痘疮疮疹,一切恶候,出不快,小便赤涩,心腹胀满方。

紫草去苗,一两　甘草生用,半两　木通去根、节,细锉　枳壳麸炒,去瓤　黄芪各半两,炙,锉

上为细末。每服二钱,水一盏,煎至六分,去滓,温,时时呷之。

抱 龙 丸

治一切风热、中暑、惊悸,疮疹欲出,多睡咳嗽,涎盛面赤,手足冷,发温壮,睡中惊,搐搦不宁,脉洪数,头痛呕吐,小便赤黄方。

天南星锉开里白者,生为末,腊月内,取黄牛胆汁,和为剂,却入胆内阴干,再为末,半斤　天竺黄二两,别研　朱砂二钱,研,水飞　雄黄半两,研,水飞　麝香好者一钱,别研　牛黄一字,别研

上同研极细,甘草水和丸,鸡头大,窨①干。二岁儿,竹叶或薄荷汤化下一丸,不拘时候。一方不用牛黄。

救 生 散

治疮疹脓疱,恶候危困,陷下黑色方。

獖猪血腊月内,以新瓦罐子盛,挂于屋东山阴干,取末一两　马牙硝一两,研　硼砂研　朱砂水飞　牛黄研　龙脑研　麝香各一钱,别研

上同研极细。每二岁儿,取一钱,新

① 窨(xūn):同"熏"。

汲水调下。大便下恶物，疮疱红色为度，不过再服，神验无比。

牛 李 膏

治疮疹痘疱恶候，见于皮肤下不出，或出而不长，及黑紫内陷，服之即顺，救危急候。愚小年病此，危恶殆极，父母已不忍视，遇今太医丞钱公乙，下此药得安，因恳求真法，然此方得于世甚久，惟于收时不知早晚，故无全效，今并收时载之，学者宜依此方。

牛李子九月后取，研，绢滤汁，不以多少，于银石器中熬成膏，可丸。每膏二两，细研好麝香，人半钱

上每二岁儿，服一丸，如桐子大，浆水煎，杏胶汤化下。如疮疱紫黑内陷者，不过再服，当取下恶血及鱼子相似，其已黑陷于皮下者，即红大而出，神验。

玳 瑁 散

治疮疹热毒内攻，紫黑色，出不快。

生玳瑁水磨浓汁一合，獖猪心一个，从中取血一皂

子大，同研

上以紫草嫩茸浓汁煎汤调，都作一服。

利 毒 丸

治疮疹欲出前，胃热发温壮，气粗腹满，大小便赤涩，睡中烦渴，口舌干，手足微冷，多睡，时嗽涎实，脉沉大滑数，便宜服之方。

大黄半两　黄芩去心　青黛各一钱　腻粉抄一钱　槟榔　生牵牛取末。各一钱半　大青一钱　龙脑研　朱砂各半钱，研

上杵研为细末，面糊为丸，如黄米大。每二岁儿服八丸，生姜蜜水下，不动再服。量儿大小虚实加减。

如 圣 汤

治咽喉一切疼痛，及疮疹毒攻，咽喉肿痛有疮，不能下乳食方。

桔梗锉　甘草生用　枳实微炒。各一两麦门冬去心，半两

上为细末。每二岁儿服一钱,沸汤点,时时呷服,不以时。

甘 露 饮

解胃热,及疮疹已发,余热温壮,龈齿宣肿,牙痛不能嚼物,饥而不欲食,烦热身面黄,及病疮疱,乳母俱可服之。

生干地黄_{切,焙}　熟干地黄_{切,焙}　天门冬_{去心}　麦门冬_{去心}　枇杷叶_{去毛}　黄芩_{去心}　石斛_{去根,锉}　甘草_{炙,锉}　枳实_{麸炒,去瓤}　山茵陈叶_{各一两,去土}

上为散。每服二钱,水一盏,煎至七分,去滓温服,不以时候,量力与服。

神 仙 紫 雪

治大人小儿,一切热毒,胃热发斑,消痘疱、麸疹,及伤寒热入胃发斑,并小儿惊痫涎厥,走马急疳、热疳、疳黄、疳瘦,喉痹肿痛,及疮疹毒攻咽喉,水浆不下方。

黄金_{一百两}　寒水石　石膏_{各三斤}　犀角_屑　羚羊角_{各十两,屑}　玄参_{一斤}　沉香_锉

木香　丁香各五两　甘草八两　升麻六两。

_{皆㕮咀}

　　上以水五斗，煮金至三斗，去金不用，入诸药再煎至一斗，滤去滓，投上好芒硝二斤半，微火煎，以柳木蓖搅勿停手，候欲凝，入盆中，更下研朱砂、真麝香各三两，急搅匀，候冷贮于密器中，勿令见风。每服一钱，温水化下，小儿半钱一字。咽喉危急病，捻少许干咽之，立效。

调　肝　散

　　散肝脏邪热，解散斑疹余毒，服之疮疹不入眼目。

　　犀角_{屑，一分}　草龙胆_{半分}　黄芪_{半两，锉，炙}　大黄_{一分，炒过}　桑白皮_{一分，炙，锉}　钩藤钩子_{一分}　麻黄_{一分，去根、节}　石膏_{别研}　栝蒌实_{各半两，去瓤、皮}　甘草_{一分，炙}

　　上为散。每服二钱，水一盏，煎至五分，去滓温服，量儿大小加减，不以时候。

护 目 膏

治疹痘出后，即须爱护面目，勿令沾染。欲用胡荽酒喷时，先以此药涂面上，然后方可以胡荽酒喷四肢。大人小儿有此，悉宜用之方。

黄柏一两,去皮,锉　　绿豆一两半,拣净　　甘草四两,锉,生用

上为细末，以生油调为膏，从耳前眼眶，并厚涂目三五遍，上涂面后，可用胡荽酒喷，勿喷面也。早用此方涂面，即面上不生疹痘，如用此方涂迟，纵出亦少。

胡 荽 酒 方

治斑痘欲令速出，宜用此。

胡荽三两

上细切，以酒二大盏，煎令沸，沃胡荽，便以物合定，不令气出，候冷去滓，微微从顶以下喷背及两脚、胸腹令遍，勿喷头面仍将滓焙干，红绢袋子盛，缝合，令乳母及儿带之。余酒,乳母饮之妙。

治疮疹阳毒入胃,便血,日夜无节度,腹痛啼哭,牛黄散方

郁金一两　牛黄一钱

上研为末。每二岁儿,服半钱,以浆水半盏,煎至三分,和滓温服。大小以此增减之,日二服。

蛇蜕散

治斑疹入眼,翳膜侵睛成珠子方。

马勃一两　皂荚子二七个　蛇蜕皮全者一条

上入小罐子内,封泥烧,不得出烟,存性。研为末,温水调下一钱,食后。

真珠散

治斑疮疹入眼疼痛,翳膜眼赤羞明方。

栝蒌根一两　蛇蜕皮全炙,一钱

上为末,用羊子肝一枚,劈开,去筋膜,掺入药二钱,用麻缕缠定,以米泔内煮熟,任意与吃。如少小未能吃羊肝,以熟

羊肝研和为丸，如黄米大，以生米泔下十丸，乳头上与亦可。日三服_{儿小未能食肝。与乳母食之佳。}

后　序

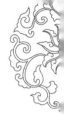

余平生刻意方药,察脉按证,虽有定法,而探源应变,自谓妙出意表。盖脉难以消息,求证不可言语取者,襁褓之婴,孩提之童,尤甚焉。故专一为业垂四十年。因缘遭遇,供奉禁掖,累有薄效,误被恩宠。然小儿之疾,阴阳痫为最大,而医所覃思,经有备论。至于斑疹之候,蔑然危恶,与^①惊搐、伤寒二痫大同,而用药甚异,投剂小差,悖谬难整,而医者恬不为虑。比得告归里中,广川及之,出方一秩示予。予开卷而惊叹曰:是予平昔之所究心者,而子乃不言传而得之。予深嘉及之少年艺术之精,而又惬素所愿,以授人者,于是辄书卷尾焉。

时元祐癸酉十月丙申日翰林医官太医丞赐紫金鱼袋钱乙题

① 与:原作"反",据周学海本及 1991 年人卫本改。

声　明

由于年代久远，在本书的重印过程中，部分点校及审读者未能及时联系到，在此深表歉意。敬请本书的相关点校及审读者在看到本声明后，及时与我社取得联系，我们将按照国家有关规定支付稿酬。

天津科学技术出版社